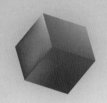

未来已来

我们需要的元宇宙医学

白春学 著

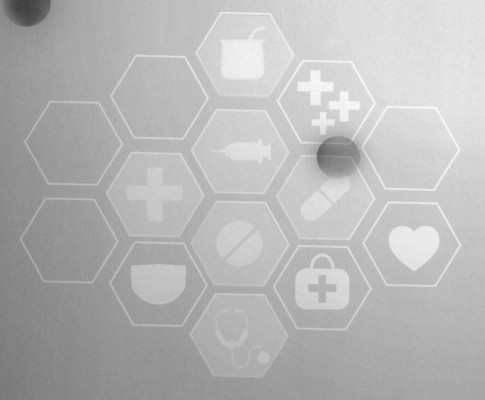

上海科学技术出版社

图书在版编目（ＣＩＰ）数据

未来已来 ： 我们需要的元宇宙医学 / 白春学著. --
上海 ： 上海科学技术出版社，2022.8
ISBN 978-7-5478-5767-0

Ⅰ．①未… Ⅱ．①白… Ⅲ．①信息技术－应用－医学
Ⅳ．①R-39

中国版本图书馆CIP数据核字（2022）第133570号

未来已来——我们需要的元宇宙医学

白春学　著

上海世纪出版（集团）有限公司
上海科学技术出版社 出版、发行
（上海市闵行区号景路159弄A座9F-10F）
邮政编码201101　　www.sstp.cn
上海雅昌艺术印刷有限公司印刷
开本 787×1092　1/16　印张 16
字数 200千字
2022年8月第1版　2022年8月第1次印刷
ISBN 978-7-5478-5767-0 / R · 2534
定价：158.00元

现阶段，我国医疗环境面临诸多挑战，如传统医疗模式下产生的"三低、二难、四差"等现状，业界也在致力于探索以数字新技术破局传统就医模式中的"老问题"。诸多专家认为，由物联网医学进一步拓展的元宇宙医学，或将为医学带来新的力量。为何需要元宇宙医学？元宇宙是否能重塑医疗？元宇宙医学的未来是什么样的？本书分别从通识、科普和专业的角度介绍、研讨和畅享了元宇宙医学，并从肺结节评估与管理、哮喘急性发作管理新模式、ARDS 诊治新模式、OSA 诊治新模式、普通感冒诊治新模式等角度分别介绍了元宇宙如何赋能不同疾病的诊治，达到强基层、广覆盖的医疗保健效果，最终实现"元医治未病，大医惠众生"的愿景。

内容提要

白春学，博士，1972 年入哈尔滨医科大学医疗系学医，1979 年师从北京协和医院朱贵卿教授和罗慰慈教授专攻呼吸病研究，获硕士学位，1986 年师从原上海医科大学附属中山医院李华德教授专攻呼吸衰竭救治，获博士学位，1996 年师从美国加利福尼亚大学旧金山分校迈克尔·马太（Michael Matthay）教授进行肺损伤的博士后研究。现为上海市领军人才，复旦大学附属中山医院教授，上海市呼吸病研究所所长，上海呼吸物联网医学工程技术研究中心主任，上海市呼吸内科临床质控中心主任，并兼任中国肺癌防治联盟主席、上海市控烟协会会长、国际元宇宙医学协会和联盟（IAMM）主席、《临床电子健康》（*Clinical e-Health*）杂志主编、《美国生理学杂志：肺细胞和分子生理学》（*AJP-Lung Cellular and Molecular Physiology*）副主编、《医学前沿》（*Frontiers in Medicine*）杂志呼吸研究领域主编、《美国呼吸与危重监护医学杂志》（*AJRCCM*）和《癌症》（*Cancer*）等杂志编委。曾任复旦大学呼吸病研究所所长，复旦大学附属中山医院呼吸科主任，中华医学会呼吸分会副主委，中国医师协会呼吸分会副会长，亚太呼吸学会（APSR）科研委员会主席和总秘书长，GINA/GOLD 国际领导人成员，世界卫生组织全球抗呼吸病联盟（GARD）顾问，《国际慢阻肺杂志》（*IJCOPD*）副主编，等等。

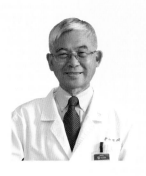

作者简介

座右铭是"学术立身，惠众为本"。主编《现代呼吸病学》《急性呼吸窘迫综合征》和《物联网医学》等中英文专著 12 部，共获得自然科学基金重大项目、重点项目等纵向课题经费近 1 600 万元。在科研产出方面，共获批专利 46 项，牵头制定国内外共识指南 30 项，发表论著 700 余篇（其中英文论著 300 篇），总影响因子达 1 630。其中，开放研究者与贡献者身份识别码（ORCID）自动检索高被引指数（h-index）为48，被引1.5万次（不含谷歌和中文检索）。在开创性工作方面：一是创立了"物联网医学"，主编4部（中文3部，英文1部）物联网医学专著；二是创立了"元宇宙医学"，提出定义、牵头制定共识并主编专著，被选为国际元宇宙医学协会和联盟（IAMM）主席；三是奠定了亚太肺癌早诊"制高点"，2012年被选为中国肺癌防治联盟主席，之后牵头制定《亚太肺结节评估指南》和《肺结节诊治中国专家共识》，在全国900家医院建立了中国肺癌防治联盟肺结节诊治分中心；四是2003年创立了国际呼吸病研讨会（ISRD），至今共有1 000余位国际专家和学员、20 000余位国内专家和学员参会交流，起到了"接轨国际新契机，直面名家近距离，启发创新有知音，走向世界助推器"作用；五是创立了四大国际学会中国日，2011年创立美国胸科学会（ATS）中国日，2013年创立国际肺癌研究协会（IASLC）中国日，2014年创立欧洲呼吸学会（ERS）中国日，2015年创立亚太呼吸学会（APSR）中国日。积极参与主办这4个中国日的国际大会，支持200余位中国中青年学者获奖参会，扩大了中国影响，并为多家单位培养了"国际大会有声音，国际杂志有影响，国际学会有位置，国际学会有认可"的国际"四有"人才。

全书共分三章十六节，分别以昨天、今天和明天的顺序，从通识、科普和专业的角度介绍、研讨和畅享元宇宙医学。

第一章具有通识性，共分三节，主要介绍为什么需要元宇宙医学，什么是元宇宙医学，元宇宙医学是如何诞生的。第一章虽然是三章中篇幅最少的，但也是最重要的。因为这是由中国人在全球最早提出元宇宙医学定义，牵头制定共识指南并创立了国际元宇宙医学协会和联盟，将来在元宇宙医学领域，我们不但会有话语权，还会持续保留策划权和指挥权。

第二章具有科普性，讲的是元宇宙是否能重塑医疗，共分五节。第二章分别介绍了元宇宙医学的背景，元宇宙医学的基础——物联网医学，元宇宙医学平台的"点线面"技术，如何用元宇宙的概念来塑造好医生、好工匠，以及培养名医和大医，并重塑新的医疗模式。第二章的重要创新是如何应用物联网和元宇宙赋能师徒传承能力，特别是赋能陈述性和程序性知识的融会贯通，大幅降低学习压力，提高认知力，提高同质化医疗水平。元宇宙医学使每个医生（特别是基层医生）都能记得住、学得会和学得好，这将颠覆我们目前的继续医学教育和师徒传承式培养人才的模式，可以达到事半功倍的效果。

第三章具有专业性，共分八节，主要是畅享元宇宙医学的未来。第三章虽然讲的是未来，但是元宇宙医学的部分内容已经成为现实，其中包括元宇宙医学未来应用场景的设计。基于我本人的工作基础和梦想，本书大胆地畅享了如何建立元宇宙医院，如何用元宇宙概念做好健康管理和远程医疗。本书还分享了用元宇宙医学的概念管理、诊断和治疗5种我熟悉的重要疾病，包括：如何从肺结节中发现早期肺癌，让患者可以得到根治，或者生存时间超过10年以上；如何管理和救治哮喘急性发作期的患者；如何诊断和治疗急性呼吸窘迫综合征和睡眠呼吸暂停。我在书中还畅享了用元宇宙医学模式诊治发病率最高的疾病——感冒，包括如何帮助患者进行自我诊治和管理感冒，如何帮助基层医生诊治特殊人群的感冒。通过本书的梳理，我希望能够达到"元联健康新契机，直面名家零距离，虚实互动加质控，人机融合无人敌"的效果，最终实现"元医治未病，大医惠众生"的愿景。

鉴于元宇宙医学、物联网医学均是新生事物，还在探讨和发展之中，加之本书思路和全部章节均由我本人策划和完成，难免有缺点和错误，欢迎读者和专家不吝赐教，并欢迎诸位积极参加由中国人牵头的全球首个国际元宇宙医学协会和联盟，共圆中国梦。

最后，我要感谢周建和杨达伟博士为本书提供设计及修改部分插图，感谢我的家人的支持，使我在两个半月的疫情封控期间独自顺利完成本书的撰写。

白春学

于上海中星红庐 2022 年 6 月 1 日

目　录
CONTENTS

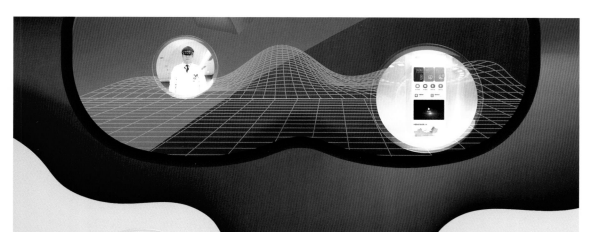

第一章

为何需要
元宇宙医学

第一节　医疗健康的困境

21 世纪是人人享有保健的新时代，关心自己的健康已经成为当下人们最关注的话题，因为健康是人生最宝贵的财富。英国著名生物学家巴封的研究预测，哺乳动物的寿命一般为其生长期的 5～7 倍，这说明人类寿命还有很大的发展空间。例如，牛的生长期约 6 年，寿命为 30～42 年，而人类的生长期为 20～25 年，自然寿命应为 100～175 岁。

1.1 中国人目前健康状况

新中国成立后，特别是改革开放以来，健康领域改革发展成就显著，全民健身运动蓬勃发展，医疗卫生服务体系日益健全，人民健康水平和身体素质持续提高。2015 年，我国人均预期寿命已达 76.3 岁，总体上优于中高收入国家平均水平，为全面建成小康社会奠定了重要基础。

这是基于政策支持和医务人员长期努力的结果。从 20 世纪 50 年代开始，我国就启动了社区保健工作，目前已有比较健全的城乡三级医疗网，可对辖区居民提供系统的卫生服务。政府在城市各综合医院相继设立了地段保健科和卫生机构，医务人员可以向大众提供定期的规律服务，如医疗咨询、体格检查、围产期保健、新生儿系统保健等，由管理者和一线医护人员一同构建理想的社区保健模式，研究和制定多项政策，明确了社区保健的主要工作、全科医师在社区保健中的作用、护理在社区保健中的作用。在很多有实践经验的医生和护士的积极努力下，社区卫生服务事业正在如火如荼地进行，传染病的发病率、新生儿死亡率明显降低。近年来，我国社区保健更是有了显著的发展，建立了家庭病床，缓和了看病难、住院难的矛盾，减轻了社会和患者的负担。医务人员向固定居民提供卫生服务能保证医生服务的连续性。因此，这是一种深入人们生活和生产的基本卫生保健。

可见，我们可以通过倡导智能健康，实现人类寿命的延长。我们可以树立大健康观念，遵循《"健康中国 2030"规划纲要》，落实健康优先、改革创新、科学发展、公平公正原则，以农村和基层为重点，推动健康领域基本公共服务均等化，维护基本医疗卫生服务的公益性，逐步缩小城乡、地区、人群间基本健康服务和健康水平的差异。

1.2 2030 年中国健康规划

纵观全国的保健和医疗现状，还远不尽人意。大部分城市普遍存在全科医生缺乏、大型综合医院人满为患、专科医师负担过重、社区医院门可罗雀的现象。这是由于中国地大物博、幅员辽阔，各地区经济和学术底蕴差距较大，以及不同年限学制和师资资源导致各医学院校之间水平差距较大、医护人员水平差距较大。医疗资源分布的差别、大小医院之间优质资源和医师经验的差别，产生了"三低、二难和四差"等现状。小医院存在高端设备覆盖率低、技术掌握度低和患者认可度低的"三低"现状。大量患者涌到大城市的大医院求医问药，从而引发"看名医难、入名院难"的"二难"困境。由于大医院专家面对的患者太多，进而存在诊疗时"预防差、保健差、管理差和康复差"的"四差"问题（见图 1-1-1）。

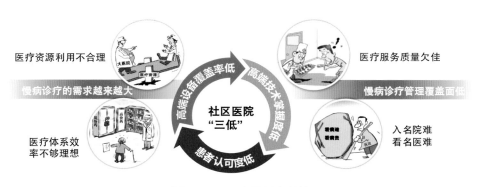

图 1-1-1 中国医疗现状

改革开放以后，国民经济的迅速发展带动了工业化和城镇化的飞速发展，但同时也带来了人口老龄化、疾病谱变化、生态环境及生活方式变化等一系列新的问题。健康服务供给总体不足与需求不断增长之间的矛盾依然突出，健康领域发展与经济社会发展的协调性有待增强，这需要从国家战略层面解决关系健康的重大问题和长远问题。

为解决上述问题，《"健康中国 2030"规划纲要》为我们描绘了未来中国的健康远景：一是健康优先，把健康摆在优先发展的战略地位，将促进健康的理念融入公共政策制定和实施的全过程，加快形成有利于健康的生活方式、生态环境和经济社会发展模式，协调实现健康与经济社会良性发展；二是改革创新，坚持政府主导和发挥市场机制作用，加快关键环节改革步伐，冲破思想观念束缚，清除体制机制障碍，发挥科技创新和信息化的引领支撑作用，形成具有中国特色、促进全民健康的制度体系；三是科学发展，把握健康领域发展规律，坚持预防为主、防治结合、中西医并重，构建整合型医疗卫生服务体系，推动健康服务从规模扩张的粗放型发展转变到质量效益提升的绿色集约式发展；四是公平公正，以农村和基层为重点，推动健康领域基本公共服务均等化，维护基本医疗卫生服务的公益性，逐步缩小城乡、地区、人群间基本健康服务和健康水平的差异。

其中，《"健康中国 2030"规划纲要》清晰地制定了"共建共享、全民健康"的战略主题，并且制定了要达到的战略目标：人民健康水平持续提升，身体素质明显增强，人均预期寿命达到 79.0 岁；主要健康危险因素得到有效控制，大幅度提高全民健康素养和健康生活方式，形成有利于健康的生产生活环境，有效保障食品药品安全；健康服务能力大幅提升，全面建立优质高效的整合型医疗卫生服务体系、全民健身公共服务体系、健康保障体系，健康科技创新整体实力位居世界前列，明显提高健康服务质量和水平；健康产业规模显著扩大，建立体系完整、结构优化的健康产业体系，形成一批具有较强创新能力和国际竞争力的大型企业；促进健康制度体系更加完善，政策法律法规体系更加健全，健康领域治理体系和治理能力基本实现现代化。

1.3 应运而生的物联网医学

如何完成这一伟大光荣的任务？这不但需要我们按照指导原则、战略主题，建立相应的平台和研发适宜的执行技术，而且需要各个机构和部门基于我国的优势学术和科技底蕴，做好顶层设计、科技创新。只有这样才能完成"健康中国 2030"战略目标，发挥学术引领和惠及大众的作用。那么，究竟哪些是我国的优势技术领域？

纵观四次工业革命，后一次均是建立在前一次工业革命的基础之上。第一次工业革命是蒸汽机科技革命，蒸汽机的发明开辟了人类利用能源的新时代，从而促进生产机械化，这为第二次工业革命奠定了基础。第二次工业革命是电力科技革命，电的发明和电力的广泛运用促进了电力工业、电气设备工业的迅速发展，还促进了材料、工艺和控制等工程技术的发展。第三次工业革命是信息科技革命，建立了信息化的世界。随着信息化的不断发展，第四次工业革命已然打响。第四次工业革命是"物理信息融合"科技革命，也称为"物联网＋"，主要以互联网产业化、工业智能化、工业一体化为代表，是以人工智能、清洁能源、无人控制技术、量子信息技术、虚拟现实技术以及生物技术为主的全新科技革命。这些技术的出现改变了人们生产生活的方式，不仅在工业制造上节省了大量人力，还对人们的日常生活和健康提供了更多便利，甚至能够辅助临床诊疗工作（见图1-1-2）。

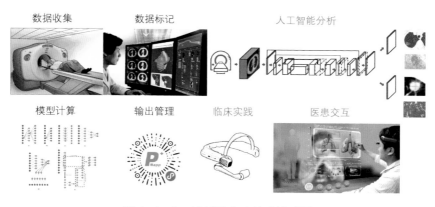

图 1-1-2　AI 辅助临床诊疗模式图

　　在 5G、大数据、云计算、人工智能等新兴技术的推动下，物联网技术发展迅速，我们也开始探索相关的新技术。为解决上述"三低、二难和四差"的痛点，物联网医学应运而生。

　　我们先后主编和出版了《物联网医学》《实用物联网医学》及《物联网医学分级诊疗手册》。在《实用物联网医学》中，我们大胆进行顶层设计，根据自己的学术沉淀、适宜技术和实战经验基础，提出三级联动的物联网医学架构，开展慢性气道疾病、睡眠呼吸暂停和肺结节的诊治实践。2017 年，施普林格出版社出版了克里斯托夫·蒂姆勒（Christoph Thuemmler）教授和我共同主编的《智慧健康 4.0：虚拟化和大数据如何彻底改变医疗保健行业》(*Health 4.0: How Virtualization and Big Data are Revolutionizing Healthcare*)。在这本书中，我们详细介绍了智慧健康 4.0（又称 Health 4.0），其源自工业 4.0 服务健康领域的战略概念。Health 4.0 的目标是允许医疗服务逐步虚拟化，以便为患者、专业人员以及护理人员提供实时的个性化健康和护理。医疗保健的个性化将通过大量使用物联网、边缘云计算以及不断发展的移动通信网络（5G）来实现。在物联网的帮助下，软件构建块和大数据工具"对象"将被虚拟化，能够实时分析物理世界的快照，并可以虚实结合。这将推动医疗的个体化和精准化发展，完善 5P 医疗模式（即在"预防性、预测性、个体化、参与性"的 4P 医学基础上，加上精准医学）。

物联网医学的出现使现代医疗模式如虎添翼，为解决"三低、二难和四差"等问题带来了新的机遇，也有利于解决先进的医疗模式与落后的人力和设备资源之间的矛盾。"物联网医学"的概念最早是由我国提出的，其目的是应用物联网医学的三大基础流程和十大基本功能的优势，通过原创研发的技术，使"复杂问题简单化，简单问题数字化，数字问题程序化，程序问题体系化"，将目前水平高低不一的医疗保健模式转变为达到国家甚至国际标准的现代化流水作业工程，助力大医院医生（"云"专家）和小医院医生（"端"医生）联动，高效精准地完成分级诊疗工作。这在一定程度上有助于提高分级诊疗效率（见图 1-1-3），解决"三低、二难和四差"问题，产生"三个链接全时空，融合四众在其

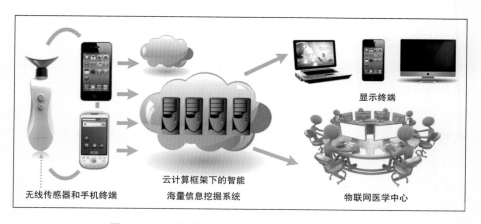

图 1-1-3　物联网技术提高分级诊疗效率示意图

中，质控防保与诊疗，全新模式惠众生"的效果。通过物联网全面感知、可靠传输和智能处理三大基础流程，集合专家、一线医生、患者和信息技术（IT）服务商，做好质量控制的预防、保健和诊断治疗，有望实现"元医治未病，大医惠众生"的愿景。

在《中国-欧盟物联网合作白皮书》（*EU-China Joint White Paper on the Internet of Things*）中，我们明确提出了智慧健康和智能生活环境的概念，新技术将从根本上改善老龄化社会经济和人口发展问题，以及改变医疗保健的提供方式。物联网驱动智慧健康领域技术快速发展的典型例子包括机器人手术、智能制药、可穿戴设备及其标记和跟踪。物联网将促进医疗保健设备的研发，并带动护理虚拟化。当前，手术室与手术过程中不同设备的集成以及来自不同智能药物数据的集成已经成为重中之重。其中，一个非常重要的趋势是精准医疗或个性化医疗。医务人员正在研究如何整合多方来源的数据，以便根据患者的个性化资料而不是统计模型来进行治疗。

但是，我们在实践中发现，物联网医学无法做到邀请"云"专家全时空（随时随地）指导"端"医生的诊疗工作，也无法随时随地进行科普教育和专业讲座。

1.4 元宇宙医学已起步

要解决物联网医学无法解决的问题，就需要将虚实联动和人机融合与物联网的全面感知、传输和智能处理相融合，以克服物联网医学的局限性。因此，我们在全球率先提出"元宇宙医学"的概念，建立了全球首家元宇宙医学协会和联盟。抢先占领全球元宇宙医学平台对"健康中国2030"战略具有重要意义，这不仅仅是因为"元宇宙"一词在2021年火遍全球，如今还延伸到了医学领域，也不仅仅是因为元宇宙已经与第三代半导体、6G通信、量子计算等新兴技术写入《上海市电子信息产业发展"十四五"规划》，更重要的是，元宇宙医学可以将患者从真实世界拉入自然逼真的虚拟世界中（见图1-1-4），进行人机联动的医疗服务。元宇宙医学将推动《"健康中国2030"规划纲要》中提到的目标实现，不但有助于形成体医结合的疾病管理与健康服务模式，发挥全民科学健身在健康促进、慢性病预防和康复等方面的积极作用，而且有利于调整优化健康服务体系，强化早诊断、早治疗、早康复，更好地满足人民群众的健康需求。

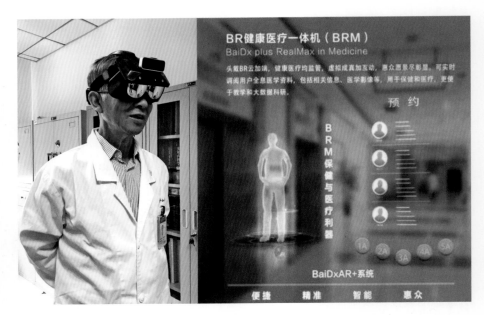

图 1-1-4　虚实融合的元宇宙医疗

当然，要达到上述目标，还需要依托全球首个元宇宙医学协会和联盟：支持体现中国特色的质量管理与控制体系，推出一批国际化标准规范；提升元宇宙医学产业发展水平，构建创新驱动、绿色低碳、智能高效的先进制造体系，增强中高端产品供给能力；加强创新合作模式，加强人文交流，促进我国与"一带一路"沿线国家展开卫生合作；强化组织实施和加大政府投入，推动健康科技创新。这将有利于巩固中国在第四次科技革命抢占的元宇宙医学领域的先发优势，有助于扩大中国的国际影响力，使我们不但有话语权，而且有策划权和指挥权。

参考文献

[1] 中国政府网.中共中央 国务院印发《"健康中国2030"规划纲要》[EB/OL]. [2016-10-25]. http://www.gov.cn/zhengce/2016/10/25/content_5124174.htm.

[2] 杨达伟，白春学.物联网在医疗领域的发展现状及趋势［J］.中华医学信息导报，2021，36（19）：14.

［3］　白春学.实用物联网医学［M］.北京：人民卫生出版社，2014.

［4］　中国物联网辅助评估管理肺结节专家组.物联网辅助评估管理肺结节中国专家共识［J］.国际呼吸杂志，2022，42（1）：5-12.

［5］　唐闻佳.元宇宙医学联盟在上海创立，"数智"破局传统医疗模式困境［N］.文汇报，2022-02-21（10）.

［6］　左妍.元宇宙医学联盟今成立，专家：概念虽新，积淀已久［N］.新民晚报，2022-02-19（12）.

［7］　THUEMMLER C, BAI C X. Health 4.0: How virtualization and big data are revolutionizing healthcare[M]. Cham: Springer International Publishing, 2017.

［8］　SADOUGHI F, BEHMANESH A, SAYFOURI N. Internet of things in medicine: a systematic mapping study[J]. Journal of biomedical informatics, 2020, 103: 103383.

［9］　YANG D W, ZHOU J, SONG Y L, et al. Metaverse in medicine[J]. Clinical eHealth, 2022, 5: 39-43.

［10］　CHAVANNES N H, BAI C X. Welcome to the new era of metaverse in medicine[J]. Clinical eHealth, 2022, 5: 37-38.

［11］　YANG D W, ZHOU J, CHEN R C, et al. Expert consensus on the metaverse in medicine[J]. Clinical eHealth, 2022, 5: 1-9.

第二节 智慧医疗创新路

我是什么时候开始接触物联网医学的？当时并不是为了元宇宙。那是在十多年前，我看门诊时发现，有些患者从傍晚 5 点就开始排队等第二天的号。一个患者的反馈刺痛了我："排了一晚上的队，就看几分钟，普通人看专家太难了！"于是，我在网络上搜索解决办法，"物联网"这三个字引起了我的注意，特别是其"全面感知—可靠传送—智能处理"三大基础流程以及十大基本功能，让我感到这或许能使更多患者受益。当时还处于"移动时代"的大背景下，对于医疗与信息技术的首次结合，有人称之为"远程医疗"（Telemedicine），也有人称之为"移动医疗"（Mobile Health），但其并不具有服务医疗的效果，只是具有可靠传输的特性，既没有感知也没有智能处理。物联网医学则不同，其三大基础流程是三级联动的智慧医疗的基础，在临床应用上具有更多的优势。

2.1 物联网医学起步

谈及物联网医学的发展史，就必须要提到 1999 年美国麻省理工学院凯文·阿什顿（Kevin Ashton）教授提出"物联网"的概念。物联网在早期是指依托射频识别（Radio Frequency Identification，RFID）技术和设备，按约定的通信协议与互联网结合，使物品信息实现智能化管理。

2008 年，我开始研发基于手机的无线传感肺功能仪。2009 年，美国胸科学会（ATS）会刊名人录为此做了专题报道（见图 1-2-1）。这对我后来在国内外最早提出"物联网医学"（Medical Internet of Things）概念，并带领团队建立世界首个睡眠呼吸暂停物联网医学家庭管理平台有很大的帮助。随后，我们又开展了慢性气道疾病、睡眠呼吸暂停综合征和肺结节的诊治实践。

2010 年 10 月 15 日，上海市科学技术协会召开了第一届"无线传感医学应用 ABC 研讨会"，该研讨会为国内外无线传感医学应用领域的研究

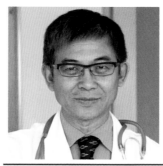

ATS NEWS

AMERICAN THORACIC SOCIETY · ht

WHO'S WHO at ATS

CHUNXUE BAI FOCUSES ON INNOVATION

In China, there is an old saying: "If a person prefers not to be prime minister, he would rather be a famous doctor." Fortunately for the millions of patients suffering from respiratory diseases in his native country, Chunxue Bai, M.D., Ph.D., was never interested in politics.

Instead, he followed in the footsteps of his grandfather-in-law, a well-respected family physician, who sparked his interest in medicine at an early age. After earning his medical doctorate from Harbin Medical University in 1975, Dr Bai began working towards a master's of science degree under Professor Zhu Guiqing at Peking Union Medical College, who was well-known for his expertise in diagnosing and treating respiratory diseases.

"Given that respiratory illness was and continues to be a serious public health problem in my hometown in northeast China, choosing to specialize in pulmonary medicine was an easy decision," said Dr. Bai, who is chairman of Shanghai's Leading Academic Discipline for Respiratory Diseases and chairman of the Principle Department of Pulmonary Medicine of Shanghai City.

After a half-year fellowship at the Anti-TB Institute in Tokyo, he returned to China in 1986 to enroll in a Ph.D. program at Shanghai Medical University. During his doctoral training, Dr. Bai and his supervisor Professor Li

"What excites me about research is the potential to make a novel finding that could greatly improve the health of patients."

图 1-2-1 2009 年 ATS 会刊名人录专题报道《白春学聚焦创新》

学者提供了一个交流的平台，同时为临床医疗界与仪器制造商等企业界创建了一个沟通的平台，加快了我国在这一新兴高科技领域相关产品的研发步伐，加速产业链的形成与产品的上市。2011 年，我主持召开了中国（上海）健康物联网大会（见图 1-2-2），王威琪院士和李兰娟院士给予了很大支持。这是中国第一次正式举办的物联网医学会议，也为以后成立相关学会和协会奠定了基础。

此后，中国物联网医学的发展迅速得到了国际重视。2013 年 7 月，俄罗斯国家电视台对我进行了专访，并报道了中国对世界物联网医学发展起到引领作用（见图 1-2-3），这为物联网医学的国际交流奠定了基础。2022 年 4 月 28 日，在俄罗斯联邦商务代表处俄中人工智能视频对接会上，我介绍了中国应用人工智能及物联网医学在肺癌早筛早诊和管理中的应用，再次给俄方留下了深刻印象。

至此，成立物联网医学行业学会的时机已经成熟。在我先后向中华医学会和中国医师协会递交成立物联网医学分会的申请均没有反应 2 年后，

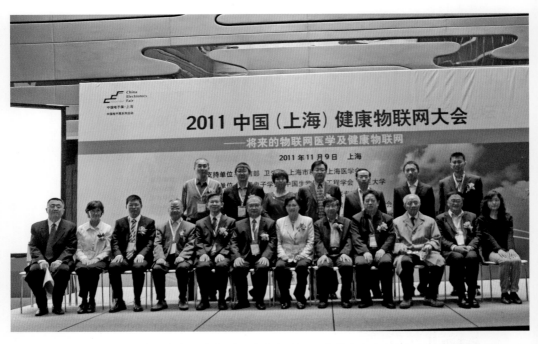

图 1-2-2　2011 中国（上海）健康物联网大会合影，王威琪院士（左6），李兰娟院士（右6）

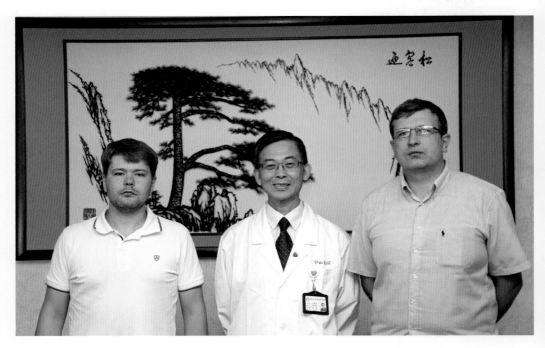

图 1-2-3　白春学教授（中）接受俄罗斯国家电视台专访后合影

中国非公立医疗机构协会主动找到我，协助我在 2015 年成立了物联网医疗专业委员会（见图 1-2-4）。这一行业协会也得到了钟南山院士、王威琪院士和李兰娟院士的大力支持，后来因其重要性又改为物联网医疗分会。这也对开展中国物联网和互联网医疗工作起到了一定的推动作用，助力强基层和广覆盖的医疗服务顺利开展。

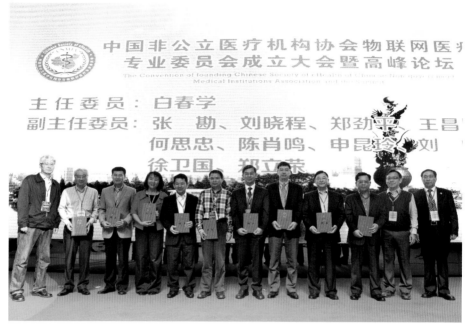

图 1-2-4　中国非公立医疗机构物联网医疗专业委员会成立

随着中国与欧盟物联网领域合作的延续，我们也开始探索智慧健康（e-Health）方面的合作。基于以前与欧盟医学专家的合作，我被欧盟推荐为中国-欧盟物联网合作顾问组（EU-China IoT Advisory Group）成员，作为中国唯一的医学专家参与《中国-欧盟物联网合作白皮书》的编写（见图 1-2-5）。在这本白皮书中，我们明确提出了社会经济和人口发展及新技术的可用性，以及可以从根本上改变医疗保健模式。物联网将应用于越来越多的医疗保健相关设备，并允许其虚拟化，从而辅助精准医疗或个性化医疗，以便能够根据患者的个人资料而不是统计模型来进行疾病的治疗。

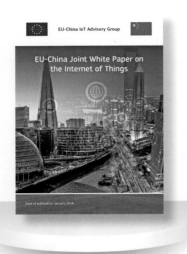

图 1-2-5 《中国-欧盟物联网合作白皮书》

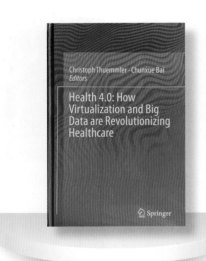

图 1-2-6 施普林格出版社出版的专著 *Health 4.0: How Virtualization and Big Data are Revolutionizing Healthcare*

与欧盟专家合作的过程加深了我们之间的理解，也促使我带领我的团队加速对物联网医学展开探索。与此同时，欧盟方面主要的医学专家之一克里斯托夫·蒂姆勒（Christoph Thuemmier）教授邀请我与他一同主编《智慧健康4.0：虚拟化和大数据如何彻底改变医疗保健行业》（*Health 4.0: How Virtualization and Big Data are Revolutionizing Healthcare*）一书（见图 1-2-6），我欣然答应，并积极参与相关工作。在编写这部专著过程中，我加深了对工业4.0的认识，因为"健康4.0"的方法源自制造业众所周知的工业4.0概念，它是在不断变化的社会经济条件下实现可管理未来的通用方法。"健康4.0"将这些社会经济挑战转化为经济机遇。2016年，中国在医疗保健方面的平均支出约为国内生产总值（GDP）的5%，欧洲的支出约为GDP的10%，且在不断增长，而美国的支出约为GDP的18%。令人兴奋的是，在"健康4.0"框架下，向虚拟化的转变能够增强我们预见意外情况的能力，从而使我们能够应对新出现的挑战，如抗生素、疟疾、病毒暴发和癌症的耐药性等挑战，提高护理的有效性和效率。

尽管当时物联网医学还处于起步阶段，但是已经可以预见它将不断发展，并应用于很多医疗领域，特别是给医疗保健系统造成沉重负担的领域。这一预见的正确性现在已经被证明，它为我国的发展赢得了机遇，使我们与发达国家几乎站在同一起跑线上。目前，我们已经将物联网医学拓展成为一个可以通过互联网相互连接的物理事物网络，涵盖全面感知、可靠传输与智能处理的硬件和软件技术，其中包括传感器、执行器、可穿戴设备、信息通信和云计算等技术。由于增加了很多不同的嵌入式设备，物联网医学的临床应用已经变得越来越普遍，甚至有望将虚拟世界（信息）和现实世界（对象）结合在一起，从而创造一个巨大的医疗保健市场，服务患者，造福社会。

　　"物联网医学"这一概念已逐渐得到国内外的广泛认可。2020 年，伊朗医科大学法拉赫娜兹·萨杜吉（Farahnaz Sadoughi）教授等学者发表了一篇题为《物联网医学》的研究报告，他们筛选了 2000 年至 2018 年发表在在线科学数据库（包括 IEEE Xplore、Web of Science、Scopus 和 PubMed）上 3 679 篇有关物联网医学的研究论文，从中选出 89 篇完全切合物联网医学概念的文章（见图 1-2-7）。可以发现，中国、印度和美国是发表论文最多的 3 个国家。他们还发现了物联网文献中将各种术语分配给物联网（即系统、平台、设备、工具等分领域）的模糊性，需要分类研

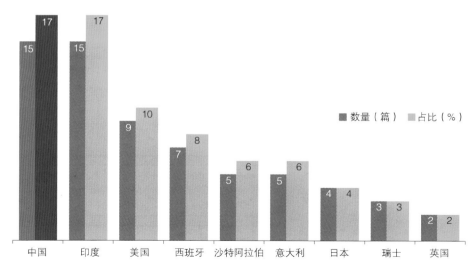

图 1-2-7　2000—2018 年部分国家发表的物联网医学概念论文统计数据

资料来源：《生物医学信息学杂志》（*Journal of biomedical informatics*, 2020, 103: 103383.）

究这些术语的确切定义。这也明确提示我们最早提出"物联网医学"概念的正确性与及时性，我们创立的物联网医学已经得到越来越广泛的认可，趋向成为一个学派。

2.2 中国物联网医学已应用于临床实践

中国在全球最早开展物联网医学研究，并已经取得很多经验，部分已用于临床实践。

（1）人工智能辅助肺癌早期诊断

我们建立了用于多模态深度学习模型训练和测试的数据库，搭建基于图形处理器（Graphics Processing Unit，GPU）并行处理，搭建与现有电子病历以及影像归档和通信系统（Picture Archiving and Communication System，PACS）连接的云计算系统，应用物联网肺结节评估 5 步法（缩写为 PNapp 5A，见图 1-2-8），研发利于大数据驱动和管理的肺结节早诊技术，形成《肺结节诊治中国专家共识》，挂靠约 900 家医院的中国肺癌防治联盟肺结节诊治分中心推广应用。以 2014 年至 2019 年在复旦大学附属中山医院进行手术的 16 417 例肺结节手术为例，早期肺癌 9 980 例（占比 60.8%），患者平均年龄从 2014 年的 63 岁降至 2019 年的 50 岁，术后均不需化疗、放疗、靶

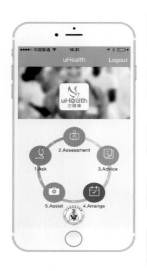

- 询问（Ask）：危险因素接触史，肿瘤、慢阻肺、肺结节等病史和家族史 —— 1A
- 评估（Assessment）：完善CT、LCBP和AI，以及结核、真菌鉴别诊断检查 —— 2A
- 建议（Advice）：个体化液体活检，对难以诊断者请ABC级专家研判 —— 3A
- 安排（Arrangement）：诊断明确者给予相应治疗，高度恶性者请AB级专家研判，提供诊疗方案 —— 4A
- 辅助（Assistance）：物联网辅助质控、咨询、术后管理 —— 5A

图 1-2-8　PNapp 5A 肺结节智能评估小程序

向治疗和免疫治疗，达到了多方满意的效果。基于人工智能（AI）辅助精准诊断小于 10 mm 肺结节的经验，我们提出了人机多学科诊疗（MDT）概念，并启动"人机 MDT"门诊，最终由专家结合 AI 分析结果提出综合诊疗意见，有利于同质化提高诊治小于 10 mm 肺结节中早期肺癌的水平，既避免了过度治疗，又避免了延误诊断，大幅度提高了患者 10 年存活率。中山大学附属第一医院应用后，凭借"创新性应用其中 LCBP 肺结节风险模型，优化早期肺癌诊断路径"获得了 2020 全球 UNIVANTS 卓越医疗奖。

从经济角度估算，上述早期肺癌患者以每例平均节省 10 万元计算，可节省百亿元医疗费用。这些患者平均年龄 55 岁，按 10 年生存率可达 90% 以上计算，人工智能辅助肺癌早期诊断可为家庭、社会作出巨大贡献。

（2）人工智能辅助慢阻肺、哮喘等慢性疾病管理

慢阻肺（即慢性阻塞性肺疾病）呈逐渐高发趋势，因其不可逆，以及会导致较差的生存质量，给患者和国家医保带来了极大的负担。精确的慢阻肺诊断、分期评估与管理以及预防急性加重对患者病情控制和治疗方案调整有重要意义。常规肺功能评估对指导精准管理的意义有限，临床信息和 CT 影像数据的有效补充则可提供用于智能处理需要的信息，进而辅助智能处理。此外，人工智能辅助诊断可通过大数据训练，结合便携式物联网肺功能仪，精确地为每一名患者提供日常生活指导和适当的活动规划，实现患者病情缓解，提高生存质量，并预防急性加重（见图 1-2-9）。

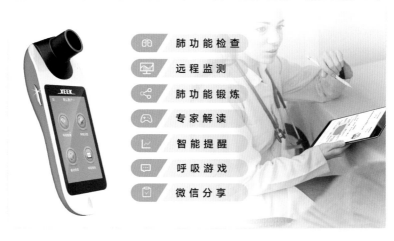

图 1-2-9　便携式物联网肺功能仪

（3）人工智能辅助诊治病毒性肺炎

新冠肺炎疫情发生后，通过精准设计的智能系统获取相关临床信息和 CT 影像，可以为发现疑似和可疑病例提供参考信息，甚至直接辅助临床医生早发现、早诊断、早隔离和早治疗呼吸道病毒性传染病。其中，nCapp 诊疗有助于对病毒性肺炎或其传染性做出提前预警，借助胸部 CT 的随访，可实现对肺炎进展和分期的精准评估。目前，nCapp 诊疗已经得到了 ATS 的推荐（见图 1-2-10）。基于此，我被邀请作为第一作者制定 ATS 和欧洲呼吸学会（ERS）新冠肺炎联合指南，即《关于 COVID-19 管理最新指南》。

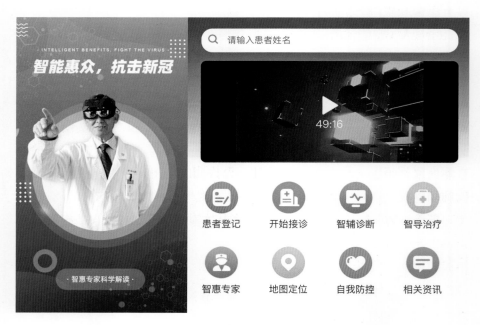

图 1-2-10　新冠肺炎诊治 5A 应用程序（nCapp 5A）

2.3 国外优先推荐用于卫生保健领域

美国在《创新战略（2011）》中将卫生医疗保健领域的信息技术作为创新的六大优先领域之一。通过应用智能手机大规模实时检测人群周围环境空气污染，结合患者日常作息的大数据分析，可以提前预测哮喘患者的急性发作情况，并做好疾病的一级及二级预防工作。

目前，英特尔公司正在研制用于家庭护理的无线传感器网络系统，该系统是美国应对老龄化社会的技术项目之一。通过将传感器嵌入鞋、家具和家用电器中，系统能助力老年人和残障人士独立的家庭生活，并由医务人员或社会工作者在必要时给予帮助。在美国国防高级研究计划局的支持下，美国麻省理工学院开展了极低功耗的无线传感器网络方面的研究，美国奥本大学进行了大量关于组织传感器网络方面的研究，并完成了一些实验系统的研制。美国罗彻斯特大学的科学家使用无线传感器创建了一个智能医疗房间，使用微尘来测量居住者的重要体征（如血压、脉搏和呼吸）、睡觉姿势以及 24 小时的活动状况。

欧盟资助的 IST FP5 项目（AMON），是由多家研究机构共同开发的具有保健和报警功能的腕式远程医疗监护系统，可连续采集并评估多个关键生理参数，智能辅助及时发现紧急情况，并利用蜂窝网连接到医学管理中心。意法半导体集团与梅奥医疗中心（Mayo Clinic）正在合作开发创新的慢性心血管疾病远程监测平台，能在不影响个人生活方式的状态下监测个人的特定临床信息和生理参数，并提供治疗选择。西班牙马拉加大学和阿尔梅里亚大学共同提出了一个关于血氧饱和度传感器的简单的、低成本的无线医疗监测系统，该系统基于一个安装在电脑（PC）或掌上终端设备（PDA）上的软件，允许同时监测不同患者的脉搏和血氧饱和度。

基于对物联网应用的良好的网络和技术基础，日本也正在加大对医疗信息化方面的投入。东芝公司研制的由腕表型可穿戴式传感器模块和 PDA 组成的系统，可用于监测使用者的健康状况、运动情况和行为活动，同时能提醒和指导使用者每天进行健康的饮食和适当的锻炼，这在预防与生活方式相关的疾病中将起到非常重要的作用。系统通过软件可以做到根据手腕的运动检测脉搏率和皮肤电反应值，从而判断使用者的运动情况，准确率能达到 90%。

通过最先进的纳米微雕技术，我们可以实现在指甲盖大小的硅酮芯片上数秒钟之内完成以往需要数十个房间大小的超级计算机才能执行的计算任务。最典型的例子就是通过纳米孔技术实现的三代测序仪，其通过电压即时传感技术取代了传统需要通过化学分子反应及免疫荧光发光技术读取结果的复杂过程，大大提高了目前基因测序的便携性、即时性和可及性。类似地，庞大的人体 CT 扫描机也可以改装成便携式的移动方舟，结合精准、高速的人工智能分析系统，实现大规模人群的心肺疾病的联合筛查（见图 1-2-11）。

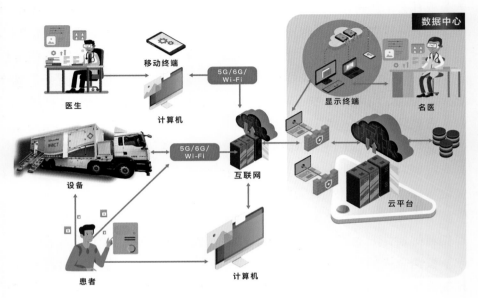

图 1-2-11 "云 + 端"元宇宙方舟

2.4 物联网医学与元宇宙的融合

鉴于医疗保健需求与从业规模庞大，为患者提供医疗保健的服务既困难又昂贵。作为通信技术和智能移动设备，物联网可在医疗保健领域发挥重要作用，赋能解决这些问题。物联网医疗作为电子健康领域最常部署的创新之一，已经将服务从医疗中心分散到家庭和工作场所等拓展领域。

2018 年，物联网医学研究的数量以及涉及的领域明显增加，新冠肺炎疫情之下向患者在家分发医疗保健服务已经成为电子健康，尤其是物联网医疗的目标之一。一方面，物联网应用程序通常是为节省成本和让患者能够在家参与、增强患者权能而开发的，最终能促进健康和个人福祉的提高。另一方面，工业 4.0 新标准也为物联网医学通过结合虚拟现实（Virtual Reality，VR）和增强现实（Augmented Reality，AR）技术，加速临床应用的高效转化提供了可能。然而，物联网医学这一新兴应用学科同样面临任何一种新的医疗技术都需要面对的医疗监管、医疗保险及数字鸿沟等问题，亟须我们通过大规模的临床应用及推广来验证，并一一解答。

根据我们的研究，物联网医学不只是一个学派，更是一个医疗保健利器，因为通过物联网医学可以使"复杂问题简单化，简单问题数字化，数字问题程序化，程序问题体系化"，最终将目前水平高低不一的医疗保健模式提高为达到国家甚至国际标准的现代化流水作业工程，助力我们践行"元医治未病，大医惠众生"的愿景。

物联网医学的临床实践中仍然遗留着一些无法解决的问题，如无法邀请专家身临其境地进行科普教育和专业讲座，无法随时随地请专家指导云端医生的诊疗工作，无法全时空控制临床医疗质量，无法改善临床医生"手工业作坊式"诊疗，等等。要想解决这些难题，就需要更完善的技术平台。如果将这个体系与 VR 和 AR 设备相结合，即成为元宇宙医学，从而能够助力实现"元医治未病，大医惠众生"的愿景。为了更好地了解元宇宙医学的前世，助力元宇宙医学的发展，我们应该全面了解物联网医学的提出及其国内外的研究进展，了解国内外学者为物联网医学发展所作出的贡献，只有这样才能够达到"他山之石可以攻玉"的目的。

最近，我牵头制定和发布了《国际元宇宙医学共识》，将元宇宙医学定义为通过 AR 和 VR 技术实施的物联网医学，其目的是为满足大健康需求，更好地同质化服务大众。根据这一共识，我们可以认为元宇宙医学的前世是互联网医学或者物联网医学，且后者更为确切，因为只有物联网医学才具有全面利于实践数字医疗的三大基础流程和十大基本功能。物联网的三大基本流程、十大基本功能（见表 1-2-1）也可移植到医学上，进行全时空的预防、保健、诊疗和康复。

可喜的是，在医疗物联网领域深耕的十余年里，我们引进并培养了大批医工结合的复合型人才，为元宇宙医学的开天辟地奠定了坚实的基础。我们开展了"物联网肺功能智能辅助管理慢阻肺"的临床工作，应用"物联网肺功能＋临床信息＋CT 影像"，通过智能处理信息来管理患者，并通过大数据训练，结合便携式物联网设备，给每一名患者提供精确的日常生活指导和适当的活动规划，促使病情缓解，提高生存质量。这些都可以结合到元宇宙医学平台上。未来，人类的交互方式将由 2D 交互向更具效率的 3D 交互转变。3D 视觉交互系统结合 VR、AR、混合现实（Mixed

表 1-2-1　基于物联网的物联网医学十大功能

功　能	物　联　网	物 联 网 医 学
在线监测	一般以集中监测为主、控制为辅	适合在线监测病情和指导治疗
定位追溯	基于全球定位系统（GPS）或其他卫星定位系统（如北斗卫星导航系统）和无线通信技术，或只依赖于无线通信技术的定位（如移动基站的定位、实时定位系统等）	可用于定位患者，如在进行急救的患者以及走丢的阿尔茨海默病患者
报警联动	提供事件报警和提示，还会提供基于工作流或规则引擎的联动功能	提供监测生命体征的报警，还会提供三级联动的反应功能，指导治疗
指挥调度	基于时间排程和事件响应规则的指挥、调度和派遣功能	利于医疗急救调度和派遣功能，包括灾害医学的医疗服务
预案管理	基于预先设定的规章或法规，对事物产生的事件进行处置	可预先设定慢性病管理规章，进行全天候管理和及时处置
安全隐私	鉴于物联网所有权属性和隐私保护的重要性，物联网系统必须提供相应的安全保障机制	为用户或患者提供相应的安全保障机制
远程维保	能够提供或提升服务，主要适用于企业产品售后联网服务	更适用于医疗的联网服务，服务患者，造福社会
在线升级	保证系统本身能够正常运行，也是企业产品售后自动服务的手段之一	能保证物联网系统本身正常运行，也是远程医疗自动服务的手段之一
领导桌面	主要指仪表盘（Dashboard）或智能商务个性化门户经过多层过滤提炼的实时资讯，能够让主管负责人对全局一目了然	有利于医学领军人才根据收集的海量信息，深度挖掘或者拓展诊疗功能，指导如何更好地解决医疗问题
统计决策	基于联网信息的数据挖掘和统计分析，提供决策支持和统计报表功能	有利于领军人才根据联网信息的数据挖掘和统计分析，提出解决问题的战略战术和提供医疗决策支持

Reality，MR）和扩展现实（Extended Reality，XR）等技术，可以为医疗诊疗和大健康大幅度赋能，实践元宇宙医学即戴在 AR 眼镜上的物联网医学（见图 1-2-12）。

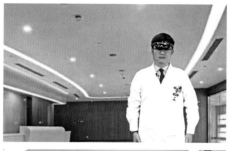
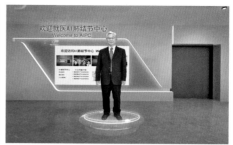
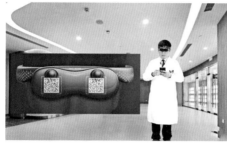
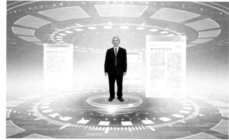

图 1-2-12　AR 眼镜上的物联网医学

参考文献

[1] 白春学. 实用物联网医学 ［M］. 北京：人民卫生出版社，2014.

[2] 白春学. 物联网医学分级诊疗手册 ［M］. 北京：人民卫生出版社，2015.

[3] 白春学，赵建龙. 物联网医学 ［M］. 北京：科学出版社，2016.

[4] 苏暄. 白春学：借力云计算和终端，拥抱物联网医学新时代 ［J］. 中国医药科学，2016，6（4）：1-3.

[5] 中华医学会呼吸病学分会肺癌学组，中国肺癌防治联盟专家组. 肺结节诊治中国专家共识（2018 年版）［J］. 中华结核和呼吸杂志，2018，41（10）：763-771.

[6] DASARI V, GALLUP M, LEMJABBAR H, et al. Epithelial-mesenchymal transition in lung cancer: is tobacco the "smoking gun"?[J]. American journal of respiratory cell and molecular biology, 2006, 35(1): 3-9.

[7] ASHTON K. That 'Internet of Things' Thing[C]. RFID Journal, 2009. http://www.itrco.jp/libraries/RFIDjournal-That%20Internet%20of%20Things%20Thing.pdf.

[8] THUEMMLER C, BAI C X. Health 4.0: How virtualization and big data are

revolutionizing healthcare[M]. Cham: Springer International Publishing, 2017.

[9] SADOUGHI F, BEHMANESH A, SAYFOURI N. Internet of things in medicine: a systematic mapping study[J]. Journal of biomedical informatics, 2020, 103: 103383.

[10] CAI BQ, CAI SX, CHEN RC, et al. Expert consensus on acute exacerbation of chronic obstructive pulmonary disease in the People's Republic of China[J]. International journal of chronic obstructive pulmonary disease, 2014, 9: 381–395.

[11] NIEDERMAN M S, RICHELDI L, CHOTIRMALL S H, et al. Rising to the challenge of COVID–19: advice for pulmonary and critical care and an agenda for research[J]. American journal of respiratory and critical care medicine, 2020, 201(9): 1019–1022.

[12] The Office of the Federal Register. Strategy for American Innovation [EB/OL]. [2014 –07 –29]. https://www.federalregister.gov/documents/2014/07/29/2014-17761/strategy-for-american-innovation.

[13] CHAN Y Y, WANG P, ROGERS L, et al. The asthma mobile health study, a large-scale clinical observational study using ResearchKit[J]. Nature biotechnology, 2017, 35: 354–362.

[14] LeadingAge. Center for Aging Services Technologies[EB/OL]. https://leadingage.org/center-aging-services-technologies.

[15] TACHAKRA S, WANG X H, ISTEPANIAN R S H, et al. Mobile e-health: the unwired evolution of telemedicine[J]. Telemedicine journal and e-health, 2003, 9(3): 247–257.

[16] HOU W H, AZIZIMANESH A, SEWAKET A, et al. Strain-based room-temperature non-volatile MoTe(2) ferroelectric phase change transistor[J]. Nature nanotechnology, 2019, 14(7): 668–673.

[17] ANLIKER U, WARD J A, LUKOWICZ P, et al. AMON: a wearable multiparameter medical monitoring and alert system[J]. IEEE Transactions on information technology in biomedicine, 2004, 8(4): 415–427.

[18] SIONTIS K C, NOSEWORTHY P A, ATTIA Z I, et al. Artificial intelligence-enhanced electrocardiography in cardiovascular disease management[J]. Nature reviews cardiology, 2021, 18(7): 465–478.

[19] CASTILLO SECILLA J M, OLIVARES J, PALOMARES J M, et al. ZigBee Pulse Oximeter[C/OL]. 2011: 36–42. https://www.researchgate.net/publication/263353247_ZIGBEE_PULSE_OXIMETER.

[20] Toshiba. Toshiba's AI Offers Advice on Improving Habits Toward Reducing

Risk of Lifestyle Diseases[EB/OL]. [2020－10－15]. https://www.global.toshiba/ww/news/corporate/2020/10/pr1501.html.

[21]　PENNISI E. Pocket DNA sequencers make real-time diagnostics a reality[J]. Science, 2016, 351: 800－801.

[22]　MCGINNIS J M, FINEBERG H V, DZAU V J. Advancing the learning health system[J]. The New England Journal of Medicine, 2021, 385: 1－5.

[23]　GRIEVES M W. Virtually Intelligent Product Systems: Digital and Physical Twins[M]//FLUMERFELT S, Schwartz K G, Mavris D, et al. Complex Systems Engineering: Theory and Practice. [2019－01－01]. https://doi.org/10.2514/4.105654.

[24]　SIM I. Mobile devices and health[J]. The New England Journal of Medicine, 2019, 381(10): 956－968.

第三节 "元医"花明又一村

　　元宇宙可以认为是挂在 AR/VR 眼镜上的下一代互联网，它是基于数字技术构建的一种人以数字身份参与的虚实融合的三维数字世界。元宇宙的概念最初起源于美国数学家弗诺·文奇（Vernor Vinge）教授于 1981 年出版的小说《真名实姓》（*True Names*），他创造性地构建了一个通过脑机接口进入并获得感官体验的虚拟世界。1992 年，美国科幻大师尼尔·斯蒂芬森（Neal Stephenson）在小说《雪崩》（*Snow Crash*）中正式提出这一概念，描述了互联网人通过化身（Avatar）与平行于现实世界的网络世界进行感知交互。

　　元宇宙的英文是"Metaverse"，是"meta"和"universe"两个单词的组合，"meta"表示超越，"universe"代表宇宙，合起来即"超越宇宙"的概念。现阶段，元宇宙仍是一个不断发展、演变的概念，不同参与者可以用自己的方式不断丰富它的含义。元宇宙是一个平行于现实世界运行的人造空间，是互联网的下一个阶段，是由 AR、VR、3D 等技术支持的，包括物质世界和虚拟世界以及与虚拟经济整合在一起的网络世界。准确地说，元宇宙不是一个新的概念，它更像是一个经典概念的重生，是在 XR、区块链、云计算、数字孪生等新技术下的概念具体化，是各项新技术如 5G、物联网、云计算、大数据、人工智能、区块链、VR、AR、网络安全等的融合。美国游戏公司罗布乐思（Roblox）给出的元宇宙定义包含八大要素：身份、朋友、沉浸感、便捷、多元化、全时空、经济系统和文明，要素众多，每个要素背后还有一连串的解释。总之，很难用一句话说清楚什么是元宇宙，这也恰恰说明这一概念的模糊性。在元宇宙中人们能通过沉浸式感觉完成"面对面"混合现实的互动体验，进而塑造自己的虚拟身份、虚拟社群，并通过虚拟世界体验一种全新的生活。

3.1 元宇宙医学的提出

是否可以将元宇宙用于医学？我认为是完全可以的。因为元宇宙具有可以用于医学、辅助治病救人和提高大健康水平的本质。为此，我们可以将元宇宙医学定义为"将虚拟世界拉入现实世界并实现多维互动的混合现实医学网络平台"，也可简单地认为元宇宙医学是通过 AR 和 VR 眼镜实践的物联网医学。

提出元宇宙医学，不仅仅是学术探讨，更重要是为了满足大众迫切的现实需要。新中国成立以来特别是改革开放以来，我国健康领域改革发展成就显著，人民健康水平不断提高，但仍面临工业化、城镇化、人口老龄化以及疾病谱改变、生态环境变化、生活方式变化等带来的新挑战，需要统筹解决关系人民健康的重大问题和长远问题，特别是"三低、二难、四差"等问题。我在 2008 年提出应用物联网技术（后拓展为"物联网医学"）来解决这一难题，物联网医学将产生"三个链接全时空，融合四众在其中，质控防保与诊疗，全新模式惠众生"的效果，有助于将目前水平高低不一的医疗保健模式提高为达到国家甚至国际标准的现代化流水作业工程（见图 1-3-1）。

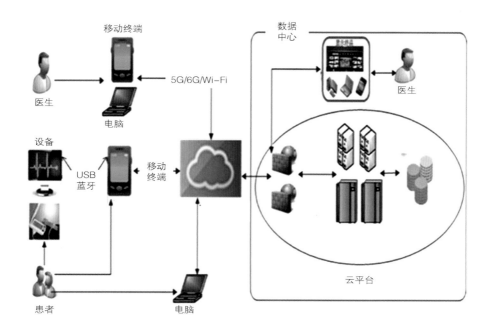

图 1-3-1 三级联动的物联网医学模式

但是，我们在实践中发现，由于真实物理世界的局限性，单纯的物联网技术无法做到全时空辅助"云"专家指导"端"医生的医疗、教育和科研工作。元宇宙平台技术的出现，特别是能解决人与计算机交流互动、虚实融合和虚实联动等问题的混合现实技术的出现，为解决这些问题奠定了基础，可将其用于医疗和大健康，惠及众生和造福社会，这正是元宇宙医学提出的背景。

3.2 元宇宙医学是什么

如何定义元宇宙医学？2022年2月，我通过《临床电子健康》（*Clinical e-Health*）杂志撰稿提出，元宇宙医学是通过 AR 技术实施的物联网医学。其后，我又邀请来自亚洲、美国和欧洲的医生，以及相关计算机和信息技术领域专家组成了多学科专家组。专家组通过分析已经发表的物联网医学专家共识，并参考相关的元宇宙技术研究结果，进一步明确了全球首个元宇宙医学定义，达成了元宇宙医学共识，并建议进一步拓展元宇宙医学研究，以便修定为指南并发表。

元宇宙医学共识的制定，有助于提高大健康和防病治病水平，有利于将目前的手工业作坊式诊疗模式提升为达到国际标准的现代化流水作业工程。专家一致同意可通过元宇宙的全息构建、全息仿真、虚实融合和虚实联动技术平台，实践全面感知、可靠传输和智能处理的物联网医学流程。由虚实"云"专家与"端"用户（含"端"医生、患者甚至家属）互动，提供预防、保健、体检、疾病诊断和治疗、康复、慢病管理、居家看护、紧急救助、门诊和会诊等服务。此外，安全体系也是元宇宙医学平台工作的前提和基础。

这一定义和共识的发表，引起了很大反响。通常认为，元宇宙是 VR 与 AR 眼镜上的互联网，是将要普及的下一代移动计算平台，是基于数字技术构建的一种人以数字身份参与的虚实融合的"三元数字世界"。但是，也有人认为元宇宙医学的提出是"内卷"。这说明元宇宙医学的定义还有待商榷和进一步完善。当前，我认为"元宇宙医学是将虚拟世界拉入现实世界并实现多维互动的混合现实医学网络平台"这个定义更顺理成章和易于理解，而且其长度和宽度还能进一步拓展。

应用元宇宙平台解决医学问题，离不开现有的互联网医学或物联网医学，后者更有代表性，是指将多种传感器嵌入或装备到医疗设备中，将物联网与现有的互联网整合起来，然后通过其全面感知、可靠传输和智能处理技术服务医学，可应用于医疗、健康管理、老年健康照护等领域，起到"云连知名专家，端享现代医疗"的效果。

但是，物联网医学平台无法支持"云"专家全时空指导"端"医生诊疗工作及进行科普教育和专业讲座。为此，需要元宇宙医学平台，以便将虚实联动和人机融合与物联网的全面感知、可靠传输和智能处理相融合，克服物联网医学局限性。目前的科技水平已经为我们奠定了扎实的基础，如应用光敏元件、气敏元件、力敏元件、声敏元件和放射线敏感元件等传感器，帮助我们监测机体的生理和病理变化，其后可以让医生或者患者在元宇宙里以数字化身，通过虚实联动实践元宇宙医疗。只有在元宇宙里实现了让用户无法分辨所处的是虚拟世界还是真实世界的沉浸式全息构建，才能吸引患者和医生进入元宇宙。

我们也可以应用元宇宙医学概念，大幅度改善教学和培训效果。例如，我们在 BRM 一体机（以我的姓氏首字母"B"和 RealMax 公司首字母"R"命名的 AR 医疗眼镜）中教学员如何理解吸烟诱发肺癌时，就使用了全息仿真技术。这一开创性教学实践取得了非常轰动的效果，学员可以沉浸式看到吸烟引起的肺泡破坏，及其与肺癌发病的关系（见图 1-3-2）。此外，我们还可以用 BRM 一体机培训学员如何快速地掌握各种治疗技术。例如，在气管内镜手术中磁导航是一个很难掌握的技术，如果我们应用全息仿真

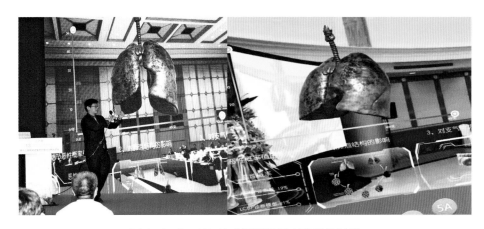

图 1-3-2　AR 技术显示吸烟者的黑色肺脏

技术进行教学和临床实践，无疑会取得事半功倍的效果。

3.3 实现元宇宙医学的关键

为了真正体现元宇宙医学的优势，更好地满足大健康和防病治病的需求，我们可应用虚实融合、人机融合和虚实联动的平台，结合物联网的全面感知、可靠传输和智能处理功能，全时空地、联动地、高效地、精准地指导经验较少的"端"医生解决医疗问题，提高医疗服务同质化程度。

在元宇宙医学中，虚实融合技术将有效增强参与者（医生、患者）、真实环境（设备）和虚拟环境（虚拟医生、患者和设备）三者之间的无缝融合，颠覆性提高医疗效率（见图1-3-3）。元宇宙医学的最终目的是达到自然逼真的水平，将虚拟世界拉入真实世界，并进行人机互动的医疗服务。为构建虚实融合环境，需涉及高精度定位、虚拟与真实环境融合呈现、光学显示、多感知交互等关键技术，同时需要在AR眼镜上体现物联网智能诊疗和管理功能，特别是质量控制。为达此目的，需要研制高端装备和创新的质量控制技术，实践复杂规划与教育培训。

虽然人的构造、病因学、病理生理改变以及同一药物对不同患者药效学表现均极端复杂，使元宇宙医学探索与实践困难重重，但是如果将元宇宙医学分门别类地用于不同疾病，均可以找到解决问题的规律，即通过共识指南，将医疗上的复杂问题简单化，从而找到全面感知和全息构建的解决方法。首先将所需要的信息传送到元宇宙医学云（以下简称"元医云"），然后进行全息仿真和智能处理，再将虚拟世界拉入真实世界，就可以通过互动解决大健康和医疗问题。基于这一平台，将来可在虚拟世界里用仿真技术寻找真实问题的最优解决方案，并且通过虚实融合将其映射到真实世界，最后通过虚实专家在真实世界中实践。

3.4 平台技术与应用场景

与元宇宙医学平台相关的技术有全息构建、全息仿真、虚实融合与虚实联动等，可能的应用场景包括大健康以及临床医学中的预防、诊断、治疗、康复和管理等。相信在不远的将来，元宇宙医学必将引起医疗和大健康的颠覆性变化。如果将过去的医疗技术和平台改革比作"点线面"，那么元宇宙医学将是一个包罗各项技术的"组装体"。如果说过去各种技术

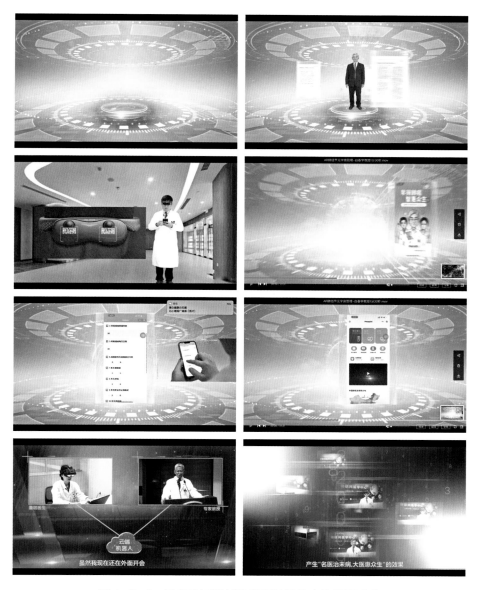

图 1-3-3　元宇宙医学辅助发现肺结节中的早期肺癌

都是单兵作战，那么元宇宙则是引入一个"技术全景图"，可以通过"将虚拟世界带入现实世界并进行多维互动的元宇宙医学网络平台"，弥补物联网医学的短板，全时空地指导经验较少的"端"医生，控制临床医疗质量，颠覆性改善临床医生诊疗水平。

全息信息又称多维信息或立体信息，其来源是多渠道、多视角、多方位的，也包含了系统中所有信息的模型。具体表现为系统中的数据不仅有各设备工作信息、数据传递信息、系统交互信息，更包含了影响系统运行的数据，如系统所处的自然、社会环境等信息。例如，VR看房、看店等就处于全息构建层。全息仿真则是一个新功能，可直接通过统一编辑进行原型设计、调试和迭代设计，无须为花费冗长的构建和部署时间所困扰。虽然目前全息仿真应用于医学的场景还很少，但是我们的初步研究表明，全息仿真在医学的应用前景非常广阔，可以用其克服物联网医学技术无法解决的专家全时空服务等问题。

我们可通过元宇宙的全息构建、全息仿真、虚实融合和虚实联动技术，实践全面感知、可靠传输和智能处理的物联网医学流程，即由虚实"云"专家与"端"医生互动，提供预防、保健、体检、疾病诊断和治疗、康复、慢病管理、居家看护、紧急救助、门诊、会诊等服务，"云"专家化身可以全时空投入医教研工作（见图1-3-4）。

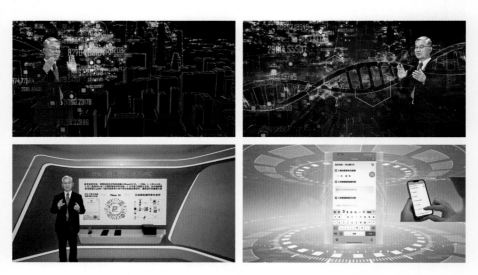

图1-3-4　名医化身可以全时空实践元宇宙医教研工作

目前，元宇宙医学平台已经启动，可能应用到以下4个相关技术。

（1）"5A引擎"

"5A引擎"，即1A询问（Ask）、2A测定（Assessment）、3A建议（Advice）、4A安排（Arrangement）、5A物联网辅助（Assistance with IoT）。

"5A 引擎"除了起到应用程序的作用之外，还可以赋能、融合于 VR、AR、MR、XR 技术中，如最典型的评估肺结节的 PNapp 5A 可以赋能诊断早期肺癌和术前规划，提高手术效率（见图 1-3-5）。此外，还有适用于新冠肺炎的 nCapp 诊疗已经得到了 ATS 的推荐，通过精准设计的智能系统，获取相关临床信息和 CT 影像，可以辅助发现疑似和可疑病例，助力医生早发现、早诊断、早隔离和早治疗呼吸道病毒性传染病。

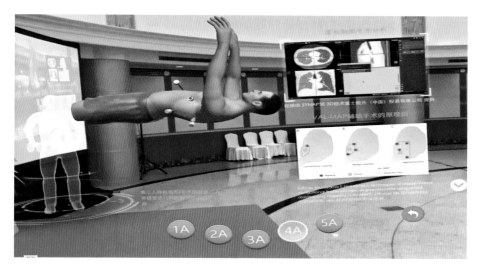

图 1-3-5 元宇宙医学赋能术前规划，提高手术效率

（2）适合中国人群的组合肺肿瘤标志物谱（LCBP）

中山大学附属第一医院团队应用这一适合中国人群的首个肺癌早筛技术，通过创新性应用 LCBP 肺结节风险模型，优化了早期肺癌诊断路径，提高了不定性肺结节患者的安全性。

（3）国际领先的人工智能联合液体活检全新肺癌早诊模型

该模型可以提高早期肺癌诊断的敏感性和特异性，有望被广泛用于评估肺结节的良恶性和指导治疗，提高患者 10 年生存率和根治率。

（4）物联网肺功能辅助管理慢阻肺

应用"物联网肺功能 + 临床信息 +CT 影像"，能够更加智能地评估患者的肺功能，辅助诊治患者，给患者提供精确的日常生活指导和适当的活动规划，提高病情缓解率和患者生存质量。

基于物联网医学的基础，我们已研发出全球首个元宇宙医学原型机——BRM 一体机，并于 2018 年 11 月 17 日在厦门召开的国际呼吸病研讨会（International Symposium on Respiratory Diseases，ISRD）上启动了全球多中心 AR 辅助物联网医学临床研究，开创了国际首个元宇宙医学原型的临床研究（见图 1-3-6）。我是项目负责人（PI），共同项目负责人（Co-PI）是美国纽约西奈山医院呼吸病研究所所长查尔斯·鲍威尔（Charles Powell）教授，时任亚太呼吸学会主席、澳大利亚昆士兰大学医学院方观（音译）（Kwun Fong）教授，以及我国多家单位的教授。

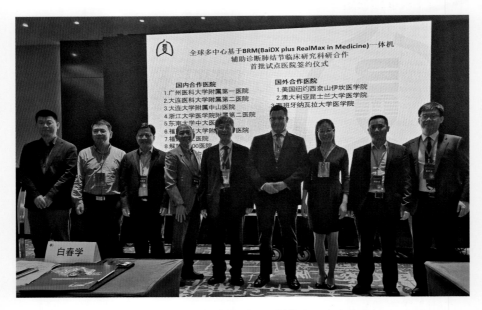

图 1-3-6　AR 辅助物联网医学临床研究启动会

应用 BRM 一体机，我们可实践全息构建和仿真、虚实融合和联动的元宇宙医学。为了更好和更高质量地实施元宇宙医学，我们提出将全息构建拓展为"全息构建＋全面感知"，将全息仿真拓展为"全息仿真＋智能处理"，将虚实融合拓展为"虚实融合＋质量控制"，将虚实联动拓展为"虚实联动＋人机融合"的元宇宙医学框架。这有利于解决目前互联网医疗及远程医疗平台很难普及到县级，特别是乡镇医院和卫生所的问题，可以使其更加方便地开展分级诊疗，将目前水平高低不一的手工业作坊式诊疗模式，便捷地提升为达到国家甚至国际标准的现代化流水作业工程。

3.5 元宇宙医学会改变什么

我们预期，随着元宇宙医学平台的出现和不断完善，我们能够应用混合现实技术，将虚拟世界拉入现实世界进行互动，全时空地解决临床和大健康亟待解决的问题。虽然目前元宇宙医学还处于研究阶段，但是未来一定会全面改变临床的医教研和大健康的需求，助力"健康中国 2030"规划的实施和完成。

（1）改变门诊服务效率

应用元宇宙医学平台可大幅度提高门诊服务效率，未来看病大多数情况下不需要去医院，患者的虚拟分身可以出现在元宇宙医院（以下简称"元医院"）的元宇宙医学门诊（以下简称"元门诊"），替患者完成排队挂号和看诊，医生问诊的是患者的分身，也可以把医生的分身请回家，在家里给患者看病。当然，手术还是要去医院做。

（2）大幅度提高服务效率

当遇到疑难病例需要请知名专家会诊时，可以邀请元宇宙医院的名医（以下简称"元名医"）的分身到当地医院，既可以免去旅途劳顿，保证人身安全，又可以由其分身对患者进行全时空查看、问诊等，通过高级生物传感器全面感知患者病理生理变化。元宇宙医学平台（以下简称"元医平台"）通过云计算和 AI 深度挖掘，可以辅助元名医指导当地医师调整治疗方案，加速患者健康恢复。

（3）实现远程医疗全覆盖

元宇宙医学能够将目前开展远程医学需要独立空间、装置软硬件和配置专业技术人员等的要求，降低为仅仅需要一副与元医平台链接的 AR 眼镜，如 BRM 一体机，就能够实现全时空远程医疗。

（4）提高急救效率

当患者需要急救时，可以请元名医的分身随急救医护出诊，参与现场共同救治，也可在需要时请专科元名医全时空会诊和指导专业急救工作，如在救护车上就能进行个体化高水平救治，提高特殊情况下急性抢救成功率。探索重大疾病的远程急救及移动急救的模式，研发对高危人群疾病智能预警及干预、心脑血管病联合救治等技术，将会实现人工智能、数据挖掘、虚拟现实等技术在互联网医疗救治领域的应用，提高医疗机构对重大疾病的防控能力和危急重症救治水平。

（5）实现全时空教育或继续教育

例如，我们可以直接把太阳虚拟化在元宇宙的教学场景中，学生可以直接看到太阳，同时学生还能调整观察太阳的距离，以获得太阳视觉效果的变化。这特别适合医学教研的需求，不需要教授本人亲临现场就可以举办讲座。根据全时空需要，教授可在全国甚至全世界若干个不同的课堂上，以其分身传道授业，而且教授可以同时跟不同课堂上的学员进行即时问答互动，如同在现场面对面一样。元宇宙医学可以加速整个医疗行业教育水平的提升。

（6）提高传染病防控的安全性和效率

例如，应用物联网数字医疗技术研发的用于新冠肺炎诊治的 nCapp 已经得到 ATS 的推荐，可助力医生早发现、早诊断、早隔离和早治疗呼吸道病毒性传染病。

（7）提高临床研究效率

元宇宙医学可以与数字孪生技术结合，提高临床研究效率，同时提高临床研究的安全性，实现在计算机模型上犯错误而不是在人身上犯错误的愿景。

元宇宙医学的限制主要是人机融合和混合现实技术。这也是我们在2018 年就开始了元宇宙医学原型机雏形（BRM 一体机）的临床验证，直到最近能解决这些问题时才正式提出元宇宙医学的原因。此外，这一新概念需要新的规范，随着混合现实和人机融合技术的进步，其将与数字孪生技术相融合，也可与区块链技术融合，搭建新的医疗体系，最终将虚拟世界的医疗拉入现实世界并进行互动。如此，元宇宙医学专家便可以在元宇宙医院和元宇宙医学中心为更多患者提供高质量服务。

尽管元宇宙仍受制于自然科学定律，但是已有许多应用场景允许用户进行体验，如虚拟办公、虚拟购物商场、电子游戏、教育的全时空展现、虚拟房屋参观等。现实世界中缺什么，虚拟世界中就可以用计算机手段弥补什么。随着计算机技术的发展，元宇宙的应用场景还在不断拓展，在医学上的应用也必将大有可为。

参考文献

[1] 刘子涵 . 元宇宙：人类数字化生存的高级形态 [J] . 新阅读，2021（9）：78-79.

[2] 黄进，韩冬奇，陈毅能，等 . 混合现实中的人机交互综述 [J] . 计算机辅助设计与图形学学报，2016，28（6）：869-880.

[3] 郝云堂，金烨，范秀敏，等 . 基于全息产品模型的虚拟产品开发方法 [J] . 计算机集成制造系统，2003，9（5）：357-362.

[4] 唐闻佳 . 元宇宙医学联盟在上海创立，"数智"破局传统医疗模式困境 [N] . 文汇报，2022-02-21（10）.

[5] 左妍 . 元宇宙医学联盟今成立，专家：概念虽新，积淀已久 [N] . 新民晚报，2022-02-19（12）.

[6] FREESE P. Introducing holographic emulation[EB/OL]. [2016-09-29]. https://blog.unity.com/technology/introducing-holographic-emulation#:～: text=%20Introducing%20Holographic%20Emulation%20%201%20 Requirements.%20In,Mode%20to%20E2%80%9CRemote%20to%20 Device%E2%80%9D.%20The...%20More%20.

[7] YANG D W, ZHOU J, SONG Y L, et al. Metaverse in medicine[J]. Clinical eHealth, 2022, 5: 39-43.

[8] YANG D W, ZHOU J, CHEN R C, et al. Expert consensus on the metaverse in medicine[J]. Clinical eHealth, 2022, 5: 1-9.

[9] CLARK P A. The Metaverse Has Already Arrived. Here's What That Actually Mean[EB/OL]. [2021-11-15]. https://time.com/6116826/what-is-the-metaverse.

[10] THUEMMLER C, BAI C X. Health 4.0: How virtualization and big data are revolutionizing healthcare[M]. Cham: Springer International Publishing, 2017.

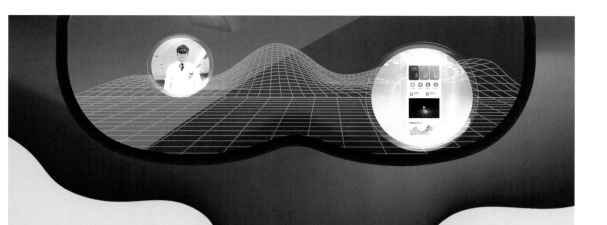

第二章

元宇宙
能重塑医疗吗

第一节　元宇宙医疗发展策略

　　如何发展元宇宙医疗？这需要根据国际元宇宙医学协会和联盟制定的"顶层设计、学术引领、科技创新、智能惠众"战略，以 5A 应用程序作为链接引擎（"5A 引擎"），以全息构建、全息仿真、虚实融合和虚实联动技术作为元宇宙医学的抓手，融入物联网技术为元宇宙医学拓展实践的基石，最终实现"物联健康，元医惠众"的愿景。要实现这一愿景，需要面对严峻的挑战和经历艰苦的历程。

　　目前，虽然物联网医学已经建立，很多元宇宙平台技术也得到了发展，但是由于医疗和大健康工作的复杂性和特殊性，至今还没有出现可以将物联网医学有效搭载在元宇宙平台上的技术。这是因为缺乏有效的技术方法链接物联网医学，难以使其成为元宇宙医学的抓手，进而影响其落地实践。如果将过去十余年物联网医疗技术变革比作"点线面"，那么 5A 引擎则可作为一个包罗各项技术的"组装体"平台，助力元宇宙医学成为一个服务医疗和大健康的"技术全景平台"。

1.1 顶层设计

　　尽管有人尝试在医疗和大健康领域应用 AR、XR 等技术，但是由于缺乏顶层设计，"立地不顶天"，要迅速发展元宇宙医学首先要解决这个问题。根据元宇宙医学定义和专家共识以及更新的概念，我们首先要与时俱进地做好设计，将"物联网三大基础流程和十大基本功能"与"元宇宙四层次结构和八大要素"凝炼为改善医疗和大健康的利器，再用多功能"5A 引擎"将其与元宇宙平台的 VR、AR 等技术融合，实现"元医治未病，大医惠众生"的愿景。为达此目的，我们需要研发元医云（见图 2-1-1）、多功能"5A 引擎"，形成"云 + 端"的元宇宙医疗新模式，使医疗和大健康的"复杂问题简单化，简单问题数字化，数字问题程序

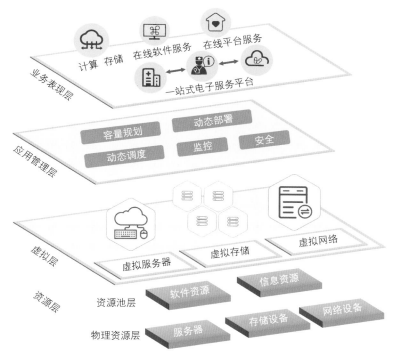

图 2-1-1 元医云模型示意图

化，程序问题体系化"，提高同质化医疗服务，促进大健康水平。

当前，元宇宙医学尚处在只有商业模式的体验，而没有符合医学要求的临床试验，很难被医学专家认可的状态。究其原因，主要是因为元宇宙医学缺乏标准、缺乏质量控制、缺乏大医参与、缺乏医学研究、缺乏惠众效果等。因此，一方面我们需要做好顶层设计，制定行业标准，抓好质量控制；另一方面需要将物联网医学搭载到元宇宙平台的"5A 引擎"上，同时做好示范基地，取得智能惠众经验后进行推广，定会取得事半功倍的效果。

1.2 学术引领

元宇宙医学学术引领是通过建立的协会和联盟，系统分析本学科的发展态势和规律，全面梳理发展历程，提炼关键理论和技术问题，进而预测元宇宙医学发展规律和内在逻辑及挑战，提出创新发展的新思想和新方法。为达到这些目标，需要建立学会、协会、联盟、网络平台等，制定定义、共识和指南，出版书籍和推广应用。

首先，需要搭建学术引领平台。如前所述，我提出的元宇宙医学是通过 AR 技术实施的物联网医学，邀请来自亚洲、美国和欧洲的医生，以及相关计算机和信息领域专家组成了多学科专家组，明确制定了全球首个元宇宙医学定义，达成元宇宙医学共识。元宇宙医学定义的提出、元宇宙医学共识的制定等，有助于提高大健康和防病治病水平。专家组通过分析已经发表的物联网医学专家共识，参考相关的元宇宙技术研究结果后，一致同意可通过元宇宙的全息构建、全息仿真、虚实融合和虚实联动技术平台，实践全面感知、可靠传输和智能处理的物联网医学流程。

我们不但制定了元宇宙医学定义，牵头制定了元宇宙医学共识，而且在全球率先开展了有可能用于元医平台的相关技术研究：（1）开发"5A引擎"体系化系统，最典型的是评估肺结节的 PNapp 5A；（2）在 2020 年2 月抗击新冠肺炎疫情伊始，我们就研发了全球首个用于新冠肺炎诊治的nCapp 5A 智能辅助诊治小程序，可获取相关临床信息和 CT 影像，辅助发现疑似和可疑病例，助力医生早发现、早诊断、早隔离和早治疗呼吸道病毒性传染病（见图 2-1-2），并得到了 ATS 的推荐；（3）建立中国人群的肺癌肿瘤标志物谱（LCBP）；（4）基于物联网医学基础，研发出全球首个

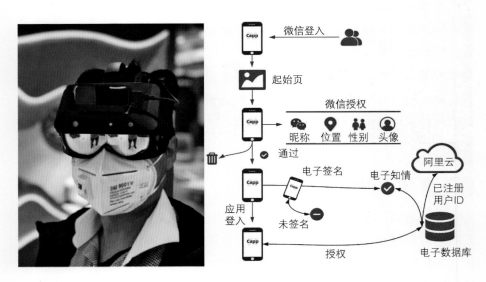

图 2-1-2　nCapp 智能辅助防控新冠肺炎

元宇宙医学原型机——BRM 一体机，于 2018 年 11 月 17 日在厦门召开的 ISRD 会议上启动全球多中心 AR 辅助物联网医学临床研究，开创了国际首个元宇宙医学原型的临床研究。

我牵头制定了元宇宙医学共识，并于 2022 年 2 月 18 日通过选举创建了国际元宇宙医学协会（International Association for Metaverse in Medicine，IAMM）和国际元宇宙医学联盟（International Alliance for Metaverse in Medicine，IAMM）。我被选为主席，查尔斯·鲍威尔（Charles Powell）教授（美国纽约西奈山医院呼吸病研究所所长）、尼尔斯·沙瓦纳（Niels Chavannes）教授（荷兰莱顿大学医学中心疾病管理电子健康应用战略主席）、克里斯托夫·蒂姆勒（Christoph Thuemmler）教授（中国-欧盟物联网合作中欧盟主要专家之一）、潘毅教授（中国科学院深圳理工大学计算机科学与控制工程院院长）和陈荣昌教授（呼吸病国家临床医学研究中心副主任）等 5 人被选为副主席。2022 年 2 月 19 日，我们在上海西岸国际人工智能中心（AI Tower）举行了元宇宙医学协会暨联盟创立大会和线上、线下学术交流大会（见图 2-1-3）。

国际元宇宙医学协会和国际元宇宙医学联盟将分别建立独立的网站，将设有首页（Home）、学术（Academic）、研究（Research）、转化

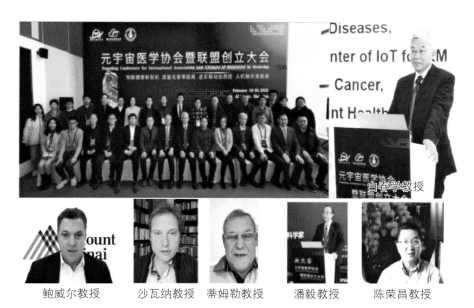

鲍威尔教授　　沙瓦纳教授　蒂姆勒教授　　潘毅教授　　陈荣昌教授

图 2-1-3　IAMM 成立暨线上、线下学术交流大会

（Translation）、会议（Conference）、新闻（News）、服务（Service）等栏目，也将出版专业和科普图书。目前，我们已经启动了元宇宙医学专著、科普图书撰写出版工作，目的不仅仅限于学术交流、普及推广，还可为未来元宇宙产业的发展奠定技术层面的基础。本书将是国际首部关于元宇宙医学的专著，将助力元宇宙技术与物联网的全面感知、可靠传输和智能处理有机结合起来，用于医学的研究与实践，同质化、高质量地服务患者和大健康。本书的出版具有如下意义：创立元宇宙医学学派；提高元宇宙医学基础理论水平；通过教育、科普和预防提高大健康水平；通过元宇宙医学实践改善医疗水平；扩大中国在国际医学领域的影响力，特别是决策权和指挥权。

此外，推动学术发展需要相关的平台支持合作。其中，《临床电子健康》（*Clinical eHealth*）杂志不但率先发表元宇宙医学定义和共识，还发表社论表示将与时俱进地采用元宇宙技术为健康和医学服务（见图 2-1-4）。该刊是以计算机、电子通信和网络技术为依托而编辑、出版和发行的杂志。我会致力于将元宇宙技术应用于健康和医学，动态地呈现给读者，积极支持开展元宇宙医学的研究，让读者与时俱进、身临其境地感知元宇宙医学推广和应用所带来的便利。

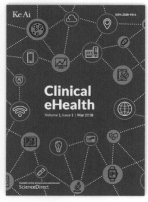

图 2-1-4 《临床电子健康》（*Clinical eHealth*）杂志

1.3 科技创新

根据元宇宙医学定义顶层设计，与时俱进地做好科学研究和技术创新，重点是充分理解"5A 程序为引擎，链接物元（物联网和元宇宙）虚实行，AR/VR 为杠杆，拓展互动二流程"的关键技术和流程，研究和提升5A 多功能引擎，将物联网医学的"点线面"技术搭载到元宇宙"技术全景平台"上。

要想将物联网医学技术搭载到 AR 眼镜上，虚实互动地同质化提高元宇宙医学服务医疗和大健康的水平，就需要有一个多功能引擎（"5A 引擎"）。这一引擎可以：融合共识指南；便于数字化医疗实践；将诊疗流程程序化，便于人机融合；启动人机融合，使虚实专家互动体系化，即"复杂问题简单化，简单问题数字化，数字问题程序化，程序问题体系化"的"四化程序"。

我们团队从 2008 年以来就一直致力于研究这一问题，如三加二式诊断法，后来发展为 5A 法。通过比较研究我们发现，5A 法功能更强，具有"三个链接全时空，融合四众在其中，质控防保与诊疗，全新模式惠众生"的物联网技术优点，有利于虚实专家甚至虚实医护的交流互动，便于解决"云"专家与真实世界需求的不匹配、"云"专家无法全时空为大众服务等问题。要更好地解决这些问题，特别是解决单纯物联网医学难以解决的人与计算机交流互动、虚实融合和虚实联动的问题，就需要更完善的技术平台。元宇宙的出现为我们解决这些问题提供了可能性，可以通过"5A 引擎"将物联网医学搭载到元宇宙平台上，为物联网医学提供理论、技术和实践支持。

现代物联网医学是通过互联网相互连接的物理事物网络，全面覆盖感知、传输与智能处理的硬件和软件技术，为集成虚拟世界（信息）和现实世界应用奠定了基础。但是，要想使物联网医学更好地为患者解决问题，还需要克服其相关的限制，赋能"云"专家全时空身临其境地进行科普教育和专业讲座，指导基层医生的诊疗工作，以及全时空地辅助质量控制。元宇宙技术具有解决这些问题的优势，在了解到元宇宙医学是挂在 AR 眼镜上的物联网医学后，我们开始因地制宜地研发克服这些问题的元宇宙技术。

我们可以从服务医疗和大健康的角度出发，应用"5A 引擎"更好地体现元宇宙医学的 8 个关键特征：身份、朋友、沉浸感、便捷、多样性、随地、经济和文明，拓展其功能（见表 2-1-1）。如果能将这些内容充分融合在"5A 引擎"之中，就可以最大幅度展示元宇宙医学的优点，最大限度地提高元宇宙医学服务医疗和大健康的性价比，极大地提高用户获得的社会经济效益，促进"健康中国 2030"战略目标实现。

表 2-1-1　元宇宙特征、功能及其医学拓展应用的意义

特　征	功　能	拓展应用的意义
朋友（Friends）	用户可以通过 Roblox 与朋友进行互动，包括现实世界中的朋友和在 Roblox 上结识的朋友	便于结识与医疗有关的朋友，方便挂号、看病就诊，也便于在元门诊和元病房与元护士、元医生、元名医的真人和分身进行交流、互动和沟通，并保护隐私
沉浸感（Immersive）	Roblox 上的作品有 3D 沉浸式体验，随着 Roblox 平台的不断升级，这些作品将变得越来越有吸引力，并且与现实世界难以区分	便于开展健康教育、专业培训和科普教育，增加吸引力，提高学习效率和依从性
便捷（Low Friction）	可以迅速便捷地注册账户，用户可以免费享受平台上的作品，可以自己或与朋友一起在不同作品之间快速穿梭。开发人员也可以轻松构建作品，并将作品发布到 Roblox 云上，以便所有 Roblox 客户端上的用户都可以进行访问	便于开展医疗工作，包括急救、建立绿色通道、院前处理、预约、会诊、远程医疗，方便一线医生和基层医生与专家沟通，提高抢救和诊疗效率，也方便分级诊疗和手术机器人临床实践
多样性（Variety）	Roblox 是由开发者和创作者构建的庞大且不断扩展的世界。截至 2020 年 12 月 31 日，Roblox 上有超过 2 000 万种作品，而仅在 2020 年就有超过 1 300 万种作品被用户探索体验。此外，还有数百万个创作者构建的虚拟物品，用户可以用它们来个性化装扮自己的数字化身	在医学上可以用于医疗（常规医疗、会诊、远程医疗、分级诊疗）、保健、教育、培训和研究。可通过 VR、AR，特别是 XR 技术，与 AI 技术、数字孪生技术相结合，提高临床研究效率，同时提高临床研究的安全性，在计算机模型上试错而不是在人身上犯错

续　表

特　征	功　能	拓展应用的意义
随地 （Anywhere）	Roblox 上的用户、开发者和创作者遍布世界各地。Roblox 客户端可在电脑、移动设备和 Xbox One 等多平台运行，并支持使用 Oculus Rift、HTC Vive 和 Valve Index 头戴式显示器在 PC 机上进行 VR 体验	不受地点和时间限制，可应用终端随时随地进行医患互动，特别适合急救和远程医疗、教育培训、机器人手术，可产生强基层和广覆盖的效果，克服目前远程医疗需独立空间、装置软硬件和配备辅助性专业技术人员等问题
经济 （Economy）	有自己的经济系统和类似现实世界的货币交易系统。元宇宙经济是数字经济的特殊形式，体现出元宇宙经济的特殊性。元宇宙经济要素包括数字创造、数字资产、数字市场、数字货币、数字消费，其特征明显区别于传统经济，表现为计划和市场的统一、生产和消费的统一、监管和自由的统一、行为和信用的统一	元宇宙医学没有自己的经济系统和类似现实世界的货币交易系统，是否可以考虑使用 Roblox 的虚拟货币 Robux 或者非同质化通证（NFT），留待以后讨论。但是，这不影响医生服务患者，造福社会
文明 （Civility）	Roblox 平台集成了多个系统，以促进文明并确保用户安全。这些系统旨在执行现实世界的法律，并超出了最低监管要求	可借鉴用于元宇宙医学，接受监管并建立自己的文明体系，助力医疗、教学、科研和大健康，保证患者安全

　　虽然元宇宙医学上述八大特征有利于提高医学、教育和科研水平，但需要与 AR、VR、MR，特别是 XR 技术相融合，才能够流畅地助力虚实融合和互动的医疗工作，同时保证质量。

　　在临床工作中，最能体现元宇宙医学价值的将是"虚实联动—人机融合"。目前体现虚实联动的技术已经非常成熟，但是在临床应用中还需要人机高度融合才能产生更好的诊疗效果。从理论上看，人机融合是一种由人、机、环境系统相互作用而产生的新型智能形式，既不同于人的智能也不同于人工智能，而是一种物理性与生物性相结合的新一代智能科学体系。人机交互技术主要涉及非大脑支配的生理、心理、工效学问题，而人机融合智能主要侧重大脑支配的与电脑相结合的智能问题。从医学角度看，这种结合可以称作人机融合，即"云"专家与机器人一同讨论解决医学问题。为此，我们提出通过程序使"虚实联动—人机融合"问题体系化，称为"人机 MDT",基于程序化数字技术,辅助进行虚实联动的一体化工作。3 年多的临床应用结果表明,人机 MDT 很好地体现了元宇宙医学的临床价值,较好地提高了肺结节评估的敏感性和特异性(见图 2-1-5)。这一经验可以拓展到其他应用场景,如预防、保健、养生和养老,由虚实"云"专家指导"端"医生按照共识指南规范诊断和治疗。例如,在机器人手术中,可以由"云"专家远程指导机器人为患者进行手术治疗。

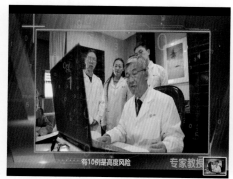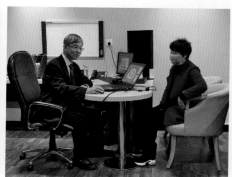

图 2-1-5　人机 MDT 评估肺结节

在元宇宙医学中,虚实融合技术将有效地增强参与者(医生、患者)、真实环境(设备)和虚拟环境(虚拟医生、患者和设备)三者之间的无缝融合,最终目的是达到自然逼真的效果,将虚拟世界拉入真实世界,并进行人机联动的医疗服务。为构建虚实融合环境,需涉及高精度定位、虚拟与真实环境融合呈现、光学显示、多感知交互等关键技术,同时需要在 AR 眼镜上展示物联网智能诊疗和管理水平,特别是质量控制。为达此目的,需要高端装备的研制、复杂规划与教育培训、创新的质量控制技术。

1.4　智能惠众

元宇宙医学可以通过"5A 引擎"将以往"点线面"的物联网医学技术与"组装体"的元宇宙医学平台串联起来,从而颠覆性改善目前医疗和大健康的现状,并通过虚实互动使"复杂问题简单化,简单问题数字化,数字问题程序化,程序问题流程化"(见图 2-1-6)。这不但有利于将目前的手工业作坊式诊疗模式提升为达到国际标准的现代化流水作业工程,也有利于提高大健康和防病治病水平。通过这一"组装体"平台服务大健

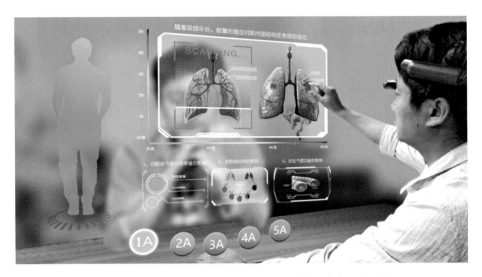

图 2-1-6 元宇宙医疗的数字化、程序化和虚实互动流程

康，并协调虚实"云"专家与"端"医生互动，可以进行科普、教学、会诊、分级诊疗和临床研究。虚实"云"专家与"端"用户（含"端"医生和患者，甚至家属）的互动，提供了预防、保健、体检、疾病诊断和治疗、康复、慢病管理、居家看护、紧急救助、门诊和会诊等服务。这无疑创造了"物联健康新契机，直面名家零距离，虚实联动加质控，人机融合无人敌"的机遇，有助于实现"物联健康，元医惠众"的元宇宙医学愿景。

高水平体现元宇宙医学的实践效果，不但与物联网设备、基层和专科医生的理解有关，还需要"云"专家、"端"医生和患者在每个环节均保持紧密配合，实践"云+端"元宇宙医疗新模式（见图 2-1-7）。除了共性培训外，在临床应用中还需要根据国际标准进行质量控制。根据元宇宙医学研发的 App 可以协助物联网进行质量控制。例如，肺结节评估需要专家（实）与机器人（虚，计算机人工智能系统）融合，才能达到较高的敏感性和特异性诊断。要达到这一目的，不但需要通过深度学习训练机器人，还需要将共识指南融入其中，并进行严格的质量控制。目前的质量控制均不是全时空和自动的，元宇宙医学则可以克服这些弊端，应用仿真质控机器人与质控"云"专家进行虚实互动和人机融合，可事半功倍地提高整体质量控制水平。

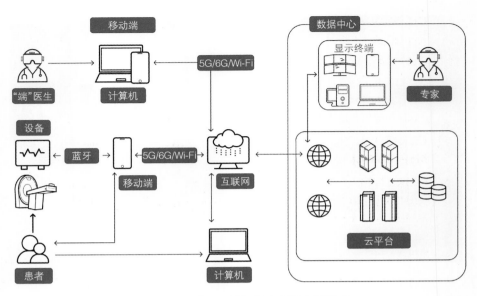

图 2-1-7 "云+端"元宇宙医疗新模式

参考文献

[1] 杨达伟，白春学.物联网在医疗领域的发展现状及趋势［J］.中华医学信息导报，2021，36（19）：14.

[2] 唐闻佳.元宇宙医学联盟在上海创立，"数智"破局传统医疗模式困境［N］.文汇报，2022-02-21（10）.

[3] 左妍.元宇宙医学联盟今成立，专家：概念虽新，积淀已久［N］.新民晚报，2022-02-19（12）.

[4] 马红丽，邹士宝.人机融合是人工智能的发展方向［J］.中国信息界，2017（6）：44-46.

[5] 黄进，韩冬奇，陈毅能，等.混合现实中的人机交互综述［J］.计算机辅助设计与图形学学报，2016，28（6）：869-880.

[6] 中国物联网辅助评估管理肺结节专家组.物联网辅助评估管理肺结节中国专家共识［J］.国际呼吸杂志，2022，42（1）：5-12.

[7] YANG D W, ZHOU J, SONG Y L, et al. Metaverse in medicine[J]. Clinical eHealth, 2022, 5: 39-43.

[8] YANG D W, ZHOU J, CHEN R C, et al. Expert consensus on the metaverse in medicine[J]. Clinical eHealth, 2022, 5: 1-9.

[9]　CHAVANNES N H, BAI C X. Welcome to the new era of metaverse in medicine[J]. Clinical eHealth, 2022, 5: 37−38.

[10]　NIEDERMAN M S, RICHELDI L, CHOTIRMALL S H, et al. Rising to the challenge of COVID−19: advice for pulmonary and critical care and an agenda for research[J]. American journal of respiratory and critical care medicine, 2020, 201(9): 1019−1022.

[11]　CLARK P A. The Metaverse Has Already Arrived. Here's What That Actually Mean[EB/OL]. [2021−11−15]. https://time.com/6116826/what-is-the-metaverse.

[12]　O'BRIEN M, CHAN K. Explainer: What is the metaverse and how will it work? [EB/OL]. [2021−10−29]. https://abcnews.go.com/Business/wireStory/ explainer-metaverse-work-80842516.

第二节 元宇宙医学基石

在上一节中，针对目前存在的问题，我提出了顶层设计、学术引领、科技创新和智能惠众等 4 个层次的解决办法。但是，要真正解决问题，还需要脚踏实地做好设计和大力研发可落地执行的新技术。这就需要回顾元宇宙历史及其在医疗和大健康领域应用的历史。

1992 年，美国著名科幻大师尼尔·斯蒂芬森（Neal Stephenson）在其小说《雪崩》（Snow Crash）中提出"元宇宙"的概念，并借助扎克伯格的声明"一举成名"，使其设想的未来情境走进现实。但是，目前在医疗领域，元宇宙还处于"立地不顶天"的状态，AR 和 XR 技术在医疗中只属于体验，没有被广泛认可和推广。究其原因，主要有 4 个方面：一是缺乏顶层设计，没有医学行业领军人才参与，达不到应用于临床的格局；二是缺乏标准，尤其是缺乏医学行业标准的融入，没有从医学的高度考虑问题，应用场景得到的结果不能代表随机双盲对照或者是真实世界研究，得不到医生的信服；三是缺乏高科技内涵，尽管 AR 和 XR 技术可以在部分医院落地，但是由于没有将国内外指南和数字医疗融入其中，没有让人看到科学严谨的结果；四是缺乏惠众效益，目前 AR 和 XR 的应用只是体验，不能科学地证明其学术价值，更看不到惠众的社会效益。因此，我们需要另辟蹊径，做好"顶天立地"的设计，即通过国际元宇宙医学协会和联盟做好顶层设计，联合医学和元宇宙技术专家制定标准，同时进行真实世界或者随机双盲对照研究。

为便于理解和易于执行，我将元宇宙医学拓展为"5A 程序作引擎，四化程序为先锋，初评研判加质控，元云辅助虚实行"的落地技术路线，即将物联网医学的"点线面"技术通过"5A 引擎"搭载到元宇宙平台上，再通过元医云辅助初评和研判的虚实专家来解决医疗和大健康问题，相信一定会取得令人满意的效果。

2.1 5A 程序作引擎

2.1.1 "5A 引擎"发展史

要真正掌握和应用"5A 引擎",就必须了解其发展史。如今,物联网医学已经得到越来越广泛的认可,并趋向成为一个学派。但是,将其应用于医疗和大健康领域还有很长的路要走。例如,将全面感知、可靠传输和智能处理三大基础流程与十大功能融合到一起,仍然是个难题。

早在 2009 年,我就研发了全球首个物联网肺功能仪,同时开始探索物联网睡眠呼吸监测平台的构建和实践。但是,这只是树木规模,不见森林,或者说是一个"点线面"的状态。要将这些"点线面"提高到一个物联网医学平台的高度,形成"云 + 端"平台,还需要一个引擎。后来,我花了很长时间在这方面进行探索,并开始了肺癌早诊的尝试,当时叫"三加二式诊断法",后来发展为 PNapp 5A 程序,便于更科学、合理和便捷地将物联网医学链接到"云 + 端"平台上。自 2015 年开始,这一方法统一称为 5A 应用程序,起到"云 + 端"引擎的作用。目前,5A 应用程序不但可以用在肺结节上,还可应用于慢阻肺、糖尿病、支气管哮喘、睡眠呼吸暂停、原发性高血压、急性呼吸窘迫综合征和慢阻肺所致慢性呼吸衰竭诊治上,以及新冠肺炎、感冒、流感等防控上(参考《物联网医学分级诊疗手册》,见图 2-2-1)。

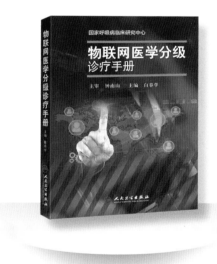

图 2-2-1 《物联网医学分级诊疗手册》

2.1.2 "5A 引擎"构架

"5A 引擎"构架是基于我提出的五步物联网医学"5A"分级诊疗法,目的是更好地执行分级诊疗和改善其效率和质量,其中包括询问(Ask,1A)、评估(Assessment,2A)、建议(Advice,3A)、安排

（Arrangement，4A）和物联网辅助（Assistance with IoT，5A）。五步物联网医学分级诊疗是一个新的医疗模式（见表2-2-1），可助力分级诊疗或精准医学。

表2-2-1　五步物联网医学分级诊疗法流程

步　骤	功　能	优　点
第一步：询问（1A）	通过扫描二维码询问、收集就诊者相关个人信息，如年龄、性别、身高、体重、生活、吸烟和家族史、既往史、工作环境等	可引用问卷和量表，直接上传至云端服务器待后续处理
第二步：评估（2A）	提出和获取就诊者与诊疗相关的检查结果，如肺功能、胸部影像学、化验结果、心电图和标志物等，为诊断、鉴别诊断、评估和治疗提供参考意见	应用物联网传感器，端口开放并传送结果到云端服务器进行智能处理
第三步：建议（3A）	结合上述资料，提出诊断、鉴别诊断和进一步处理意见，以便高效精准地解决诊断和治疗的问题	可自动提醒医师引用指南或者共识意见
第四步：安排（4A）	根据第三步得到的不同就诊者信息特征及风险等级，给予患者个体化教育、治疗、康复以及二级、三级预防建议	智能处理后提出处理意见，供分级诊疗医师参考
第五步：物联网医学辅助（5A）	通过物联网及时交流分级诊疗意见，全面辅助分级诊疗流程和质量控制，确保安全和疗效，起到"云连知名专家，端享现代医疗"的三级联动作用	应用物联网医学技术的三大基本流程和十大功能，提高分级诊疗效率

　　通过物联网理论和技术有助于建立三级联动的物联网医学分级诊疗平台，实现大小医院、不同经验的临床医师以及患者，与医疗设备的整合，克服资源和医师经验的差别。例如，对于慢阻肺患者，可在小医院请基层医师初诊（或称初评），再请经验丰富的专家会诊（或称研判），共同管理患者，提高同质化诊疗水平，从根本上消除三个级别医院之间在时间、空间、资源和经验上的差别，这也成为我们后来的5A应用程序或"5A引擎"（见图2-2-2）。

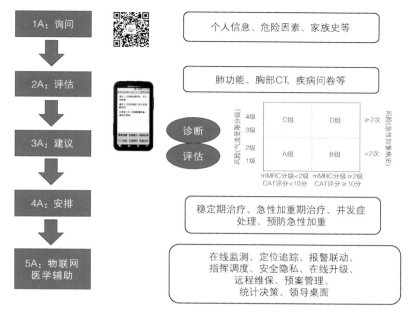

图 2-2-2 "5A 引擎"架构和流程示意图

2.2 四化程序为先锋

2.2.1 数字医学现状

一般认为，数字医学是信息科学与医学结合的前沿交叉学科。计算机科学技术在医学领域不断深入，应用现代信息技术有助于将医学研究和临床实践推进到一个新的高度，形成以数字医疗诊断技术、治疗技术和检测技术为主要特征的前沿交叉学科。

目前，数字化已经深入医疗和大健康行业的多个领域，人们越来越相信数字医疗将改变行业的未来。大健康行业紧抓这一发展机遇，积极研发相关技术，共同推动数字医疗的进程。一些拥有核心技术的科研单位和企业，正在深化与医院、大型医疗器械和制药公司合作，积极推动整个医疗健康行业的转型。同时，政府出台了相关"互联网＋医疗健康"的支持政策，监管部门也在新的数字医疗服务机制下逐步完善监管体系。产品设计和监管政策实施也逐步转向以患者为中心，致力于提高诊疗水平。

2019 年上半年，国内数字医疗领域的融资总额已近 80 亿元，仅次于生物技术与制药领域。在全球 17 家估值超过 10 亿美元的数字医疗公司中，中国有微医、零氪科技和企鹅杏仁公司入选。现在人们已经普遍认识到，数字医疗是将现代计算机和信息技术应用于医疗的新型现代化医疗方式，有利于公共医疗的发展和管理，有利于优化应用医疗资源。

现代医疗设备的出现更利于丰富医学信息的内涵，也利于拓展云存储和应用。从一维可数字化信息（如肺功能和呼吸机等电生理信号）到二维影像信息（如 CT、MRI 和彩超），进而拓展为三维和四维可视化信息（如实时动态显示的三维心脏），这些均方便了医疗和保健工作，使医学进入一个全新的可视化的信息时代，也利于拓展为元宇宙医疗。

2.2.2　物联网数字医学与元宇宙医学

数字医学虽有很多优点，但也有局限性。数字医学如果能融合物联网三大基础流程和十大基本功能的优点，将无疑能获得取长补短的效果（见表 2-2-2），更利于应用到元宇宙医学平台上。

表 2-2-2　物联网数字医疗系统功能及融合效果

系　统	功　能	单纯物联网医疗	单纯数字医疗	物联网数字医疗
物联网三大基础流程	全面感知	5	0	5
	可靠传输	5	0	5
	智能处理	5	5	5
物联网十大基本功能	在线监测	5	0	5
	定位追溯	5	0	5
	报警联动	5	0	5
	指挥调度	5	5	5
	预案管理	5	5	5
	安全隐私	5	0	5
	远程维保	5	0	5
	在线升级	5	0	5
	领导桌面	5	5	5
	统计决策	5	5	5

续　表

系　统	功　能	单纯物联网医疗	单纯数字医疗	物联网数字医疗
数字医学：应用计算机技术，信息技术	人工智能	5	5	5
	一维可数字化信息	5	5	5
	二维影像信息	5	5	5
	三维实时动态信息	5	5	5
	四维信息	5	5	5

注：表中数字为功能，5 为最强，0 为最弱。

2002 年，美国密歇根大学的迈克尔·格里夫斯（Michael Grieves）提出了"数字孪生"技术的工业 4.0 新标准，也为物联网医学结合 VR/AR 技术、加速临床应用的高效转化模式提供了可能。

（1）预防疾病

通过智能手机大规模实时检测用户周围环境空气质量，结合当日实时大数据分析，可以预测哮喘患者急性发作情况，并做好疾病的一级和二级预防工作。例如，欧盟资助的 IST FP5 项目（AMON）是由多家研究机构共同参与开发的具有保健和报警功能的腕式远程医疗监护系统，可连续采集并评估多个关键生理参数，及时智能辅助早发现紧急医疗和大健康问题，并连接到医学中心获得指导性处理意见。

（2）大健康

通过多功能智能腕表等穿戴式传感器模块和 PDA 组成的系统（见图2-2-3），可实时监测用户的健康状况、运动情况和行为活动，同时可每天提醒和指导用户健康饮食和适当进行体育锻炼，这将有利于预防因不良生活方式引起的相关疾病。系统通过软件可以实现根据手腕的运动、脉搏和皮肤电反应数据来判断用户的运动情况，准确率能达到 90%。类似地，我们可以通过软件智能辅助早发现睡眠呼吸暂停和心律失常等紧急医疗和大健康问题。此外，我们还可以将庞大的人体 CT 扫描机改装成车载式移动方舟，结合精准、高速的人工智能分析系统，可实现大规模人群的心肺疾病的联合筛查。

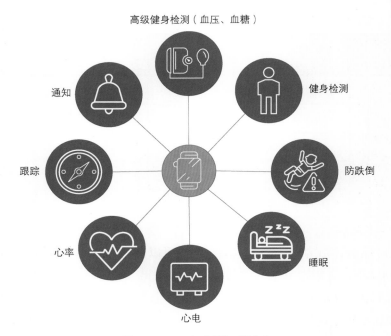

图 2-2-3　多功能智能腕表

（3）养老

英特尔公司目前正在研制用于家庭护理的无线传感器网络系统，这是美国应对老龄化社会技术项目之一。通过将传感器嵌入鞋、家具以及家用电器中，有助于提高老年人和残障人士独立的家庭生活质量，并由医务人员或社会工作者在必要时给予帮助。在美国国防高级研究计划局的支持下，麻省理工学院开展了极低功耗的无线传感器网络方面的研究，奥本大学则进行了大量关于自组织传感器网络方面的研究，并完成了一些实验系统的研制。

（4）心血管疾病

意法半导体集团与梅奥医疗中心（Mayo Clinic）正在合作开发慢性心血管疾病远程监测平台，该平台能在不影响个人生活方式的状态下监测个人的特定临床信息和生理参数，辅助诊疗。西班牙马拉加大学和阿尔梅里亚大学共同提出了一个关于血氧饱和度传感器的简单的、低成本的无线医疗监测系统，该系统基于一个安装在 PC 或 PDA 上的软件，允许同时监测不同患者的 SpO_2 信号和脉搏率。

（5）智能医院

美国罗彻斯特大学的专家使用无线传感器创建了一个智能医疗房间，可以利用微尘来测量居住者的重要生命指标（如血压、脉搏和呼吸等）、睡觉姿势以及 24 小时的活动状况，也可以拓展到元宇宙医学医院。

2.2.3 四化"5A 引擎"赋能元宇宙医疗

当前，数字医学的研究正在不断地深入和拓展，已经不断有应用于临床的案例。所谓"四化"，是指将"复杂问题简单化，简单问题数字化，数字问题程序化，程序问题体系化"。"5A 引擎"是如图 2-2-2 的应用程序。以肺结节评估为例，"5A 引擎"已经可以协助医生评估肺结节的良恶性。结合肿瘤标志物和临床信息，"5A 引擎"可以初步评估肺结节恶性风险的低、中、高程度。加上人工智能，"5A 引擎"则可以进一步精准地评估肺结节中恶性风险的百分比（见图 2-2-4）。这可以有力辅助医生的临床工作，提高诊断恶性肺结节之中早期肺癌的敏感性和特异性。物联网三大基础流程和十大基本功能与元宇宙全息构建、仿真和虚实融合的优点结合之后，将会更有利于教学和研究工作，在教学上可以赋能程序性知识的融会贯通和师徒传承的效率，提高培养好医生的效率，在研究上可以赋能真实世界的研究。

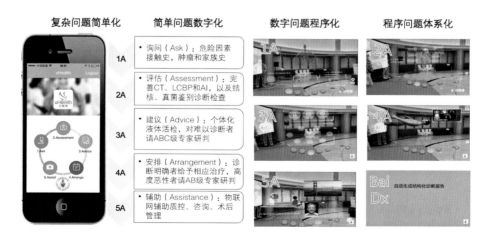

图 2-2-4 四化"5A 引擎"可自动生成元宇宙医疗报告

2.3 初评研判加质控

2.3.1 医疗质量控制

为了使元宇宙医学更好地服务医疗和大健康，质量控制变得非常重要。它不仅包括医疗技术服务的及时、安全、有效、适宜、连贯，还涵盖医护人员的医德医风、服务态度以及对患者合法权益的尊重和治疗费用的控制。由于元宇宙医疗的特征与属性，对其质量控制应该有更高的要求，不但需要"云"专家和"端"医生在每个环节均保持紧密配合，还需要根据国家标准（或国际标准）进行质量控制。例如，在肺结节评估中，需要专家（实）与机器人（虚，计算机人工智能系统）融合，才能达到较高的敏感性和特异性诊断。目前的质量控制均不是全时空和自动的，元宇宙医学可以克服这些弊病，应用仿真质控机器人与质控"云"专家进行虚实互动，能够高效地提高整体质控水平。

2.3.2 为何需要初评和研判

以 PNapp 5A 为例，由于目前评估肺结节的 AI 系统水平不一，临床医生基本是人工阅片，结果可能导致临床过度治疗和延误诊断。因此，需要经验丰富的专家研判，以弥补医生因经验不足而导致初评的不足（见图 2-2-5）。

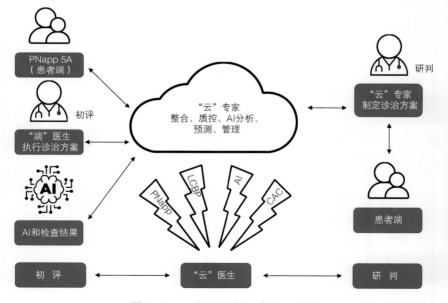

图 2-2-5　初评研判二流程示意图

为解决这一问题，在标准的可通用系统没有得到公认之前，定出关键性指标的人机交流互动评价意见是最重要的。在标准的可通用系统出现时，且敏感性和特异性均达到 98% 左右，我们就可以参考研发这一系统的专家，研究其化身，拓展研发元宇宙医学机器人，通过其虚实互动，人机融合，全时空服务大健康和医疗。

2.4 元云辅助虚实行

元云即元医云。虽然元宇宙医学的应用场景具有无限想象空间，但是由于我们已经布局了高格局的发展策略和解决方案，并提出"5A 程序作引擎，四化程序为先锋，初评研判加质控，元云辅助虚实行"全面的实用技术路线，假以时日定会逐渐发展并拓展其应用效果。"5A 引擎"仅仅是应用程序，需要与元医云交流互动，并接受其协调和指挥才能有效地开展设定的工作，基于资源层、虚拟层和应用管理层，将表现层的医疗和大健康服务提高到国内或国际标准要求的同质化水平。

元医云是应用软件和操作系统的组装体，能解决以往使用软件时需要安装、维护以及对硬件资源有一定要求等影响使用效率的问题，实现真正的、完全的绿色化软件。其架构可以分为 4 个层次（见图 2-2-6）。

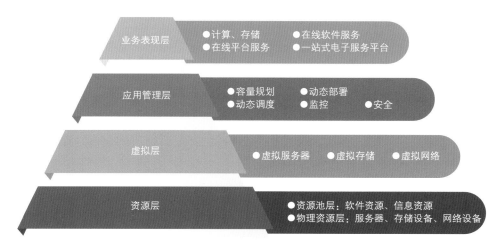

图 2-2-6　元医云 4 个表现层

（1）资源层

资源层包括物理资源层的服务器、存储设备和网络设备，以及资源池层的软件资源和信息资源，构成元医云可以自我维护和管理的虚拟计算资源。例如，基础设施即服务（Infrastructure-as-a-Service，IaaS）可以为消费者提供计算机基础设施服务，包括服务器、存储、网络等服务，用户能够部署和运行任意软件，包括操作系统和应用程序。

（2）虚拟层

虚拟层包括虚拟服务器、虚拟存储、虚拟网络。元宇宙医疗还应该包括混合云（即边缘云和雾计算）的功能，以便减少远距离传输造成的不流畅和不便捷。BRM 一体机具有此项功能，有利于开展虚实融合和虚实互动。

（3）应用管理层

应用层是开放系统的最高层，是直接为应用进程提供服务的，包括容量规划、动态部署、动态调度、监控、安全。应用层直接和应用程序对接，并提供常见的网络应用服务。应用层也向表现层发出请求，其作用是在实现多个系统应用进程相互通信的同时，完成一系列业务处理。

（4）业务表现层

业务表现层包括一站式电子服务平台、存储计算、在线软件服务、在线平台服务。元宇宙医疗还应该包括名医和大医化身的特殊功能，相当于机器人的功能。

在云计算框架下可以进行海量信息的深度挖掘，提取大健康和诊疗服务全程临床信息和监测参数特征，构建大健康和诊疗服务数据模型，提供基于大健康和诊疗服务信息监测交互的在线医疗服务。为了使 VR、AR、XR 或 MR 技术更好地发挥功能，需要与边缘云和雾计算联合构建三维云计算组装体，以解决元宇宙医学运行过程中受到局域网影响的问题，便于整合全时空高效的元医云，深度挖掘与协调"5A 引擎"的信息，赋能大健康和诊疗服务，实现"元医治未病，大医惠众生"的愿景。

参考文献

［1］ 白春学.实用物联网医学［M］.北京：人民卫生出版社，2014.

［2］ 白春学.物联网医学分级诊疗手册［M］.北京：人民卫生出版社，2015.

［3］ 白春学，赵建龙.物联网医学［M］.北京：科学出版社，2016.

［4］ 杨达伟，张静，白春学.物联网医学的研究现状和展望［J］.国际呼吸杂志，2012，32（18）：1438-1441.

［5］ 白春学.物联网医学三加二式肺结节鉴别诊断法［J］.国际呼吸杂志，2014，34（16）：1201-1202.

［6］ 中华医学会呼吸病学分会肺癌学组，中国肺癌防治联盟专家组.肺结节诊治中国专家共识（2018年版）［J］.中华结核和呼吸杂志，2018，41（10）：763-771.

［7］ 童琳，杨达伟，白春学.美国肺癌防治工作对中国的启示［J］.国际呼吸杂志，2021，41（5）：321-324.

［8］ ASHTON K. That 'Internet of Things' Thing[C]. RFID Journal, 2009. http://www.itrco.jp/libraries/RFIDjournal-That%20Internet%20of%20Things%20Thing.pdf.

［9］ THUEMMLER C, BAI C X. Health 4.0: How virtualization and big data are revolutionizing healthcare[M]. Cham: Springer International Publishing, 2017.

[10] SADOUGHI F, BEHMANESH A, SAYFOURI N. Internet of things in medicine: a systematic mapping study[J]. Journal of biomedical informatics, 2020, 103: 103383.

[11] CAI B Q, CAI S X, CHEN R C, et al. Expert consensus on acute exacerbation of chronic obstructive pulmonary disease in the People's Republic of China[J]. International journal of chronic obstructive pulmonary disease, 2014, 9: 381-395.

[12] NIEDERMAN M S, RICHELDI L, CHOTIRMALL S H, et al. Rising to the challenge of COVID-19: advice for pulmonary and critical care and an agenda for research[J]. American journal of respiratory and critical care medicine, 2020, 201(9): 1019-1022.

[13] CHAN Y Y, WANG P, ROGERS L, et al. The asthma mobile health study, a large-scale clinical observational study using ResearchKit[J]. Nature biotechnology, 2017, 35: 354-362.

[14] LeadingAge. Center for Aging Services Technologies[EB/OL]. https://leadingage.org/center-aging-services-technologies.

[15] TACHAKRA S, WANG X H, Istepanian R S H, et al. Mobile e-health: the unwired evolution of telemedicine[J]. Telemedicine journal and e-health, 2003, 9(3): 247−257.

[16] ANLIKER U, WARD J A, LUKOWICZ P, et al. AMON: a wearable multiparameter medical monitoring and alert system[J]. IEEE Transactions on information technology in biomedicine, 2004, 8(4): 415−427.

[17] SIONTIS K C, NOSEWORTHY P A, ATTIA Z I, et al. Artificial intelligence-enhanced electrocardiography in cardiovascular disease management[J]. Nature reviews cardiology, 2021, 18(7): 465−478.

[18] Toshiba. Toshiba's AI Offers Advice on Improving Habits Toward Reducing Risk of Lifestyle Diseases[EB/OL]. [2020−10−15]. https://www.global. toshiba/ww/news/corporate/2020/10/pr1501.html.

[19] MCGINNIS J M, FINEBERG H V, DZAU V J. Advancing the learning health system[J]. The New England Journal of Medicine, 2021, 385: 1−5.

[20] GRIEVES M W. Virtually Intelligent Product Systems: Digital and Physical Twins[M]//FLUMERFELT S, SCHWARTZ K G, MAVRIS D, et al. Complex Systems Engineering: Theory and Practice. [2019−01−01]. https://doi. org/10.2514/4.105654.

[21] SIM I. Mobile devices and health[J]. The New England Journal of Medicine, 2019, 381(10): 956−968.

第三节　人机接口和虚实互动

接下来，我们进一步认识元宇宙医疗需要的多维互动（或称人机接口）技术，如 VR、AR、MR 和 XR 技术。

VR 技术包括计算机、电子信息和仿真技术，其体现方式是计算机模拟虚拟环境给人们带来环境沉浸感。随着社会生产力和科学技术的不断发展，对 VR 技术的需求也日益增加，这推动了 VR 技术的快速发展，并逐步成为一个新的科学技术领域。AR 是一种实时计算摄影机影像的位置及角度并加上相应图像的技术，是一种"无缝"集成真实世界信息和虚拟世界信息的新技术，可在屏幕上将虚拟世界拉入现实世界并进行互动。MR 是一组技术组合，不仅提供新的观看方法，还提供新的输入方法，而且所有方法相互结合，进而推动创新。输入和输出的结合可形成关键的差异化优势，这样 MR 就可以直接影响工作流程，提高工作效率和创新能力。XR 则是通过计算机将真实与虚拟相结合，打造一个可人机交互的虚拟环境。它是 AR、VR、MR 等多种技术的统称，通过将三者的视觉交互技术相融合，可以为体验者带来虚拟世界与现实世界之间无缝转换的沉浸感。这将有助于培训、提高医生的学习能力、认知能力和临床思维能力，并增加其陈述性知识和程序性知识融会贯通的能力、解决复杂临床问题的能力，效果会大幅度超过一般继续医学教育和师徒传承的培养方法（见图 2-3-1）。

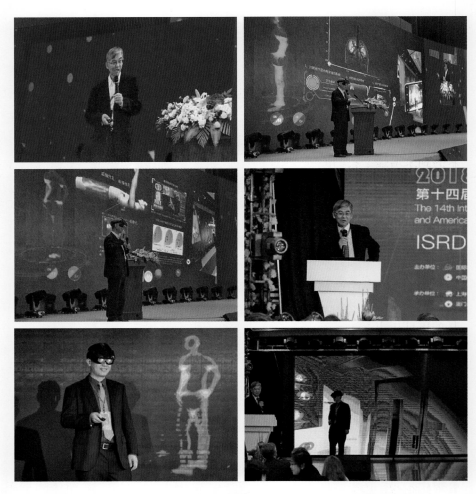

图 2-3-1　人机接口和虚实互动赋能迅速提高医生的程序性知识水平

3.1 技术发展历史

　　VR 是 20 世纪发展起来的一项全新的实用技术。1963 年以前可称为第一阶段，为有声形、动态的模拟，是蕴含虚拟现实思想的阶段。1963—1972 年可称为第二阶段，为虚拟现实萌芽阶段。1973—1989 年可称为第三阶段，为虚拟现实概念的产生和理论初步形成阶段。1990 年至今可称为第四阶段，为虚拟现实理论进一步完善和应用阶段。1990 年提出的 VR 技术包括三维图形生成技术、多传感器交互技术和高分辨率显示技术。VPL公司开发出第一套传感手套"DataGloves"、第一套人机接口头盔显示器

（HMD）"Eye-Phoncs"。21 世纪以来，VR 技术高速发展，软件开发系统不断完善，有代表性的如 MultiGen Vega、Open Scene Graph、Virtools 等。

AR 技术于 1990 年提出。1994 年，美国作家兼制片人朱莉·马丁（Julie Martin）首次将 AR 技术应用到文化娱乐行业，在名为《网络空间中的舞蹈》的戏剧作品中，演员在物理舞台上与投影的虚拟对象一起跳舞。随着人们身边电子产品运算能力的提升，AR 的用途越来越广。这一新技术的到来增强了我们的见、声、闻、触、听，进一步模糊了真实世界与计算机所生成的虚拟世界之间的界线。从虚拟现实和真实世界之间的光谱来看，AR 更接近真实世界。AR 可将图像、声音、触觉和气味按其存在形式添加到自然世界中。由此可预见，视频游戏和元宇宙医学均会推动 AR 的发展。但是，这项技术的应用将不局限于此，未来会有多种用途。

20 世纪七八十年代，为了简单增强自身视觉效果，让眼睛在任何情境下都能够"看到"周围环境，加拿大多伦多大学史蒂夫·曼（Steve Mann）教授设计出可穿戴的智能硬件，这被看作是对 MR 技术的初步探索。VR 是纯虚拟数字画面，AR 是虚拟数字画面加上裸眼现实，而 MR 则是数字化现实加上虚拟数字画面。从概念上来说，MR 与 AR 更接近，都是一半现实一半虚拟影像，但传统 AR 技术运用棱镜光学原理折射现实影像，视角不如 VR 视角大，清晰度也会受到影响。根据曼教授的理论，智能硬件最后都会从 AR 技术逐步向 MR 技术过渡。MR 与 AR 的区别在于 MR 可通过摄像头让你看到裸眼都看不到的现实，AR 则只管叠加虚拟环境而不管现实本身。因此，MR 技术结合了 VR 与 AR 技术的优势，能更好地将 AR 技术体现出来。

以现阶段的技术水平，XR 技术带来的线上、线下体验效果有很大不同。2010 年，XR 技术在大型演出及赛事上得到了应用。在中国春节联欢晚会的直播中，VR、AR、全息技术一次次为观众带来新奇的视觉体验。此后，这些技术在国内线上直播的演出中被频繁地应用。2020 年新冠肺炎疫情发生后，线下演出被迫向线上转移，这些技术带来的意义更加明显。与通过舞台、灯光、乐队等来营造现场演出气氛的线下演出相比，线上演出相对逊色。为了尽可能增强观众的感官体验，XR 技术自然成了线上演唱会和节日晚会的宠儿。但是，现场的观众并不能裸眼欣赏到线上直播中 XR 技术呈现的效果。节目中呈现的特效需要前期进行设计。现阶段，线上直播演出与 XR 技术结合主要有两种实现方式。一种是搭建全虚拟环境，演员在绿幕背景下进行演绎，再通过技术处理手段将绿幕背景图像换成已设计好的虚拟视觉场景。一般情况下，线下演出中观众如果想体验 XR 技术带来的震撼效果，需要借助一定的硬件设备，如 VR 眼镜、裸眼 3D 手机，或其他裸眼 3D 显示终端。这种对观众硬件设备依赖较强的特点，成为 XR 技术无法在线下演出普及的原因。线上直播演出与 XR 技术结合的另外一种实现方式则是在真实的演出场景中将已制作好的图像与真实的图像进行合成，可以叠加视觉效果。

3.2 技术原理和功能

3.2.1 VR 技术原理和功能

从理论上讲，VR 技术是一种可以创建和体验虚拟世界的计算机仿真系统，生成一种模拟环境，并使用户沉浸到该环境中。VR 技术利用现实生活中的数据，通过计算机技术产生的电子信号，将其与各种输出设备结合后转化为能被人们感受的现象。这些现象可以是现实中的真实物体，也可以是肉眼看不到的，通过三维模型表现出来的虚拟物体。由于模拟环境的真实性与现实世界难辨真假，令人有身临其境的感觉。最理想的虚拟现实应该具有人类拥有的感知功能，如听觉、视觉、触觉、味觉、嗅觉等。它具有超强的仿真系统，真正实现了人机交互，使人可以随意操作并且得到环境最真实的反馈。虚拟现实技术的存在性、多感知性、交互性等特征使它受到了人们的喜爱，因此也适用于元宇宙医疗，可用于教学和培训（见图 2-3-2）。

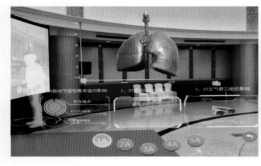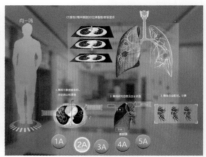

图 2-3-2　VR 技术的存在性、多感知性和交互性

VR 关键技术包括：（1）动态环境建模技术，建立虚拟环境是 VR 的核心技术，目的是获取实际环境的三维数据，并根据需要建立相应的虚拟环境模型；（2）实时三维图形生成，要想做到实时，至少要保证图形的刷新频率高于 30 帧 / 秒，不低于 15 帧 / 秒；（3）立体显示和传感功能，VR 的交互能力依赖于立体显示和传感技术的发展，但现有设备不能满足需求，有待进一步深入研究力学和触觉传感的装置，也需提高虚拟现实设备的跟踪精度和范围；（4）应用系统开发工具，选择适当的应用对象以大幅度提高生产效率，减轻劳动强度，提高产品质量；（5）系统集成技术，包括信息同步技术、模型标定技术、数据转换技术、数据管理模型、识别与合成技术等。

3.2.2　AR 技术原理和功能

AR 是一种可以将真实世界与虚拟世界信息"无缝"集成的新技术，可以把真实世界里一定时空范围内很难体验到的实体信息（如视觉、声音、味道、触觉等）通过电脑科学技术模拟仿真后叠加，再应用到真实世界中并被感知，进而达到超越现实的感觉，或者将虚拟世界拉入现实世界并达到产生互动的效果。AR 技术不仅体现了真实世界的信息，而且将虚拟信息同时显示出来，使两种信息相互补充、叠加。例如，可以应用头盔显示器，把真实世界与电脑图形多重合成在一起，用户可以看到真实的世界围绕着它。AR 技术包含了多媒体、三维建模、实时视频显示及控制、多传感器融合、实时跟踪及注册、场景融合等新技术与新手段。AR 提供了一般情况下与人类可以感知的信息不同的信息。

AR 包括集成真实世界和虚拟世界信息的特点，具有实时交互性。移动式 AR 系统原型的基本理念是将图像、声音和其他感官增强功能实时添加到真实世界环境中。尽管电视网络通过图像实现上述目标已经有数十年的历史，但至今所做的不过是显示那些不能随着摄像机移动而进行调整的静态图像。AR 远比这些技术先进，可显示从所有观看者的视角看到的图像。尽管目前 AR 还处于研发阶段，但是可以预期，AR 具有将虚拟世界拉入现实世界并进行互动的功能，将在虚实融合和元宇宙医学中发挥重要作用，并可支持大屏、手机、智能眼镜等各种智能终端，以"云 + 端"模式开展元宇宙医疗（见图 2-3-3）。

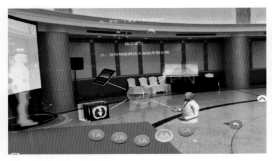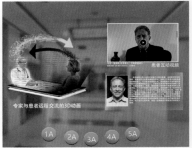

图 2-3-3　AR 技术支持大屏和手机等多种"云 + 端"元宇宙医疗

3.2.3　MR 技术原理和功能

MR 是 VR 技术进一步发展而产生的新技术，通过在虚拟环境中引入现实信息，搭起一条虚拟世界与现实世界和用户之间交互反馈的信息回路，以增强用户体验的真实感。MR 是一组技术的组合，它不仅提供新的观看方法，还提供新的输入方法，最终使所有方法相互结合而推动创新。输入和输出的结合可以形成差异化优势，使 MR 直接影响工作流程。

3.2.4　XR 技术原理和功能

XR 技术包含了 VR、AR 和 MR，通过应用硬件结合多种技术手段，将虚拟内容和真实场景融合起来。目前，线上直播较广泛使用的 XR 技术，通常就是应用 3D、图像分析、追踪、实时渲染等图形图像处理技术，将摄像镜头捕捉的真实场景或人物，通过技术手段与已制作好的图像进行融合，打造出设计的视觉效果，并传达给屏幕前的观众。在制作上，与电影或游戏相比，线上演出中的 XR 画面偏向于短时、低频的小屏体验。在观看过程中，观众对视觉特效接受度相对较高，要求也宽松许多。XR 应用于直播中需要 5G 网络的大带宽和低时延特性提供支持，需要更大的数据传输与实时互动，需要性能更强的设备才能够支持实时的影像处理。因此，可以支持 XR 技术的平台也更适合支持元宇宙医学的医疗和大健康要求。

3.3　应用现状与相关领域

目前，VR、AR、MR 和 XR 技术均有在医疗和大健康领域应用的尝试。但是，由于 XR 涵盖了三种技术优势，正发展成为医疗和大健康需要的关键技术之一。这一技术应用计算机技术来形成图像、声音、触动等信号，使人获得模拟或增强性的视觉、听觉、触觉以及身体感知等，用户将完全处于沉浸的或增强的情境，可以丰富和赋能用户的工作和生活效率。XR技术应用更能满足医护人员的需求，提升程序性知识的融会贯通能力和疾病诊断效率，预测在未来发展中会显示出巨大的潜力。

3.3.1　教育领域

VR技术已成为促进教育发展的新型手段。传统教育只是一味地给学生灌输知识，而VR技术可以帮助学生打造生动、逼真的学习环境，使学生通过真实感受来增强记忆。与被动性灌输相比，将VR技术应用于自主学习中更容易激发学生的学习兴趣，学生也更容易接受，有利于提高其学习效率和认知能力。目前，很多院校都开始利用VR技术建立相关虚拟实验室，用于帮助学生提高学习效率。在医学教育中，VR技术的优越性更加明显。例如，以往在人体解剖和临床教学中，存在标本数量有限、学生操作机会少的问题，如今AR、XR技术可以克服这些问题，使所有学生都有充分的机会实践操作，且可反复操作练习（见图2-3-4）。

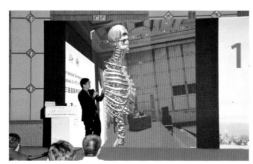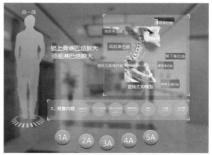

图2-3-4　应用AR技术将虚拟骨骼拉入现实世界并进行互动

3.3.2　培训领域

在医疗技能培训上，这一优势同样明显。医学专家可用计算机在虚拟空间中模拟人体组织和器官，让学生模拟操作，并且让学生感受到手术刀切入人体肌肉组织以及触碰到骨头的感觉，有助于学生更快地掌握手术要领。在手术前，主刀医生也可建立一个患者身体的虚拟模型，用其进行手术预演，提高手术的成功率。

此外，XR 技术可用于开展手术直播，使受训医生能直观地、全方位地看到实际手术的操作过程。该技术通过显示、触感、力反馈等设备，使受训医生沉浸在虚拟场景中进行手术操作和练习，体验真实的手术过程。受训医生不仅可在医院观看这种培训直播，还可应用手机 App 和 VR 设备在异地学习。受训医生可以获得与在手术现场一样的沉浸式体验，清楚地看到手术每一步的细节。

3.3.3 医疗领域

随着三维医学影像技术的快速发展，VR 技术可与三维成像技术相结合，为临床提供更强大的医学影像处理和分析能力，确保诊断的准确性，同时提高医生诊断工作的效率。在手术方面，VR 技术可辅助术前规划、制定手术方案和支持手术操作。随着触感、光感等各类传感技术与 XR 的结合，医生不但可以在术前、术中真实地观测病灶部位的血管、神经、肌肉和软组织等影像，还能通过触觉、手势等对医学影像进行旋转、翻动、分层和解剖等操作，进而全方位认知病情、病灶部位或手术部位，有助于提高手术成功率（见图 2-3-5）。在远程手术中，全息、光场等技术能逼真地重现治疗现场，使身在异地的医生"亲临"手术现场。

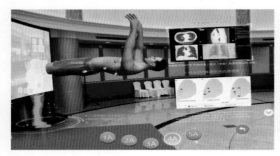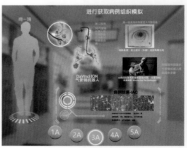

图 2-3-5 AR 技术赋能肺结节手术的术前讨论

XR 技术还可辅助康复训练。患者既可在医院中，也可在自己家中接受康复训练。康复医生可使用 XR 技术对患者进行远程监控和指导，提高康复效果。XR 技术也有助于生成特定的情境，帮助患者沉浸其中进行康复。康复医生通过操作手柄或与其他触觉方式结合，可针对性地对患者进行肢体、神经、器官等方面的训练，辅助其康复。

XR 技术也可用于辅助恐惧症、抑郁症、自闭症等精神类疾病的治疗（见图 2-3-6）。例如，在恐惧症辅助治疗中，可应用 XR 技术构建患者视觉、听觉和触觉所感知而引起恐惧的特定情境，然后从医治角度使患者暴露其中，帮助患者逐渐接触、了解和适应所恐惧的事物，从而达到治疗效果。

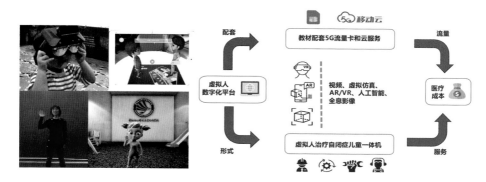

图 2-3-6　XR 技术辅助自闭症等精神类疾病的治疗

3.4 元宇宙医学实施路径

目前所用的硬件设备大多经过改造后即可用于元宇宙医学的教学、培训、医疗和大健康领域。作为新型的人机接口和仿真工具，AR 和 XR 受到的关注日益增多，并且发挥了重要作用，显示出巨大的潜力。这两类产品可较充分地发挥创造力，为医疗和大健康应用的智能扩展提供更有力的支持。

3.4.1　可应用的设备

以 AR 设备为例，一个完整的系统是由一组紧密联结、实时工作的硬件与相关的软件系统协同实现的，包含 3 种常见的组成形式。

（1）监测式（Monitor-Based）

在基于计算机显示器的 AR 实践方案中，将摄像机摄取的真实世界图像输入计算机，与计算机图形系统产生的虚拟景象进行合成，再输出到屏幕显示器，用户从屏幕上看到最终的增强场景效果。监测式 AR 系统相对简单，带给用户的沉浸感有一定限制。

（2）光学透视式

广泛应用虚拟现实系统中的头戴式显示器（Head-mounted displays，HMD）可增强用户的视觉沉浸感。AR 采用了类似的显示技术，应用了穿透式 HMD。穿透式 HMD 可分为基于光学原理的穿透式 HMD（Optical See-through HMD）和基于视频合成技术的穿透式 HMD（Video See-through HMD）。2018 年，我们团队研发出"BRM 一体机"（见图 2-3-7），之所以叫"一体机"是因为该设备还包括与元医云互动的边缘云功能，可以进行全息构建、仿真、虚实融合和互动，减少传输延迟。光学透视式 AR 系统具有简单、分辨率高、没有视觉偏差等优点。但是，它存在定位精度要求高、延迟匹配难、视野相对较窄和价格高等不足。

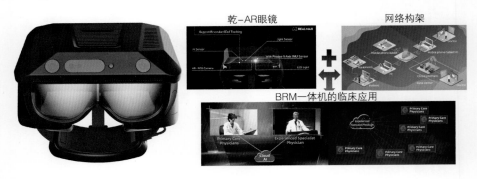

图 2-3-7　BRM 一体机

（3）视频透视式

这种 AR 系统采用的是基于视频合成技术的穿透式 HMD。

3.4.2　虚实互动技术的软硬件

从概念上讲，MR 与 AR 更为接近，都是一半现实一半虚拟影像。但是，传统 AR 技术运用棱镜光学原理折射现实影像，视角不如 VR 视角大，清晰度也会受影响。为了增强视角和清晰度，新型 MR 技术将采用更丰富的载体，除了眼镜、投影仪外，研发人员也在考虑用头盔、镜子、透明设备做载体的可能性。

以 AR 为例，要通过人机接口达到虚实融合和虚实联动的效果，不仅要将图像实时添加到真实的环境中，还要更改这些图像以适应用户头部及眼球的转动，以便图像始终在用户视角范围内。其中，主要包括三个组件：头戴式显示器、跟踪系统和移动计算组件。AR 开发人员的目标是将这三个组件集成到一个单元中，放置在用带子绑定的设备中，该设备能以无线方式将信息转播到类似于普通眼镜的显示器上。

MR（包括 AR 和 VR）指的是合并现实和虚拟世界而产生的新的可视化环境。在新的可视化环境里物理和数字对象共存，并进行实时互动。系统通常包含三个主要特点：一是结合了虚拟和现实；二是在虚拟的三维中；三是实时运行。MR 的实践需要一个能与现实世界各事物相互交互的环境，如果一切事物都是虚拟的那就是 VR 的领域了。如果展现出来的虚拟信息能叠加在现实事物上，那就是 AR。MR 体现的则是与现实世界进行交互和信息的及时获取。

3.4.3 元宇宙医学对设备的要求

元宇宙医疗和大健康需要的设备主要包括元医云以及"端"用户需要的头戴设备、手柄和传感器。鉴于医疗和大健康对数据处理、图像渲染的要求高，这就需要更强的计算能力来支撑。目前，市场上大部分使用基于 PC 机的 XR 医疗系统中，一体机随着芯片、电池的进步，凭借轻便、限制较少等特点正在逐渐受到行业用户的重视。XR 医疗数字化内容将逐渐拓展到人体解剖、医学影像和手术操作等内容，也涉及与疾病治疗相关的各类情境。

元宇宙医学需要的主要设备是 AR 或 XR 头戴设备。近年来，各类头戴设备不断更新迭代，越来越多的一体化、无绳化、轻便化的设备陆续出现，佩戴舒适度和易操作性也得到了不断改善，活动空间受限的问题也得到了解决，但其计算能力受到了限制。为解决这些问题，我们要求下一代设备可以将计算和渲染等功能转移到元医云来完成，如此头戴设备需要的本地计算能力将大大减少，同时随着 5G 的普及，其清晰度和流畅度等也将得到明显改善。

也有人认为，混合现实硬件将会成为元宇宙的重要入口，为人们带来虚实结合的显性体验及更加自然的交互方式。在元宇宙中，内容的生产关系得以重构，NFT 作为区块链、Web3.0 与现有互联网连接的纽带，它与内容保护都在重构着现有的生产关系，会帮助数字内容实现最大的价值。

3.4.4 解决方案

全息构建和全息仿真可以提高元宇宙医学服务能力。全息构建又称多维信息或立体信息，是多渠道、多视角、多方位收集、编写而成的信息模型，不仅仅有各设备的工作状态信息、数据传递信息、系统交互信息，也包含了影响系统运行的数据，如系统所处的自然、社会环境信息等。全息仿真则是一种新功能，可在游戏引擎 Unity 中开发全息应用程序时大大减少迭代时间。虽然全息仿真目前的研究结果不是用于医学，但是我们预测其在医学上的应用大有前途。

是否可将全息构建和全息仿真用于医学实践中？已有研究表明，全面感知符合元宇宙医学所要求的全息构建，如应用光敏元件、气敏元件、力敏元件、声敏元件和放射线敏感元件等传感器，以及肝肾功能等生化检测，心电、超声、CT、PET/CT、肺功能和血氧饱和度传感器，可帮助我们全时空了解机体的某些生理和病生理变化，进而构成一个全面健康、亚健康或疾病状态的信息图。其后，可以让医生或者患者在元宇宙里通过数字替身进行虚实联动而实践元宇宙医疗。只有实现了让用户在其中无法分辨所处是虚拟还是真实的情景，才能体现元宇宙医学的特殊效果。

我们也可以将全息构建和全息仿真技术应用于提高教学和培训效率上，可以请专家"分身"全时空进行科普教育、专业讲座和培训。例如，我们在BRM一体机中教会学员如何理解吸烟诱发肺癌时，就使用了全息仿真技术。这一开创性教学实践通过"5A引擎"将物联网医学挂到AR眼镜上，取得了非常轰动的效果，学员可以沉浸式看到吸烟引起的肺泡破坏，及其与肺癌发病的关系。此外，我们还可以培训学员如何快速地掌握各种治疗技术。例如，在呼吸内镜手术中，磁导航是一个很难掌握的技术。如果我们应用全息仿真技术进行教学和临床实践，将毫无疑问地取得事半功倍的效果。

虽然人的构造、病因学、病理和生理改变，以及同一药物对不同患者药效学的表现均极端复杂，也造成了元宇宙医学探索与实践的难度，但是我们可以基于共识指南，使"复杂问题简单化"，找到全面感知和全息构建的解决办法，将全息构建信息传到元医云上，进行下一步"全息仿真—智能处理"，再通过虚拟世界来改造我们的真实世界，解决大健康和医疗问题。

3.5 发展限制和解决策略

尽管AR和XR等技术在医疗中的应用已经展示出初步的效果和巨大的发展潜力，但是目前仍然面临一些亟待解决的问题。

（1）缺乏技术标准规范

XR医疗技术标准包括通用的XR技术标准和医疗应用的行业性标准。2017年4月，中国自主制定首个行业规范《虚拟现实头戴式显示设备通用规范》正式发布，通过联盟企业的推动促进了其发展。但是，目前还没有用于 XR 系统开发的平台和应用接口标准，不同平台上开发的 XR 系统不兼容，影响推广。

（2）设备存在佩戴舒适性、清晰度欠缺等问题

如果要解决提高佩戴舒适性、清晰度等问题，从设备角度看需要 14K 以上的分辨率才能达到大脑认同。然而，目前国内大多数 VR 设备不能满足这一要求。

（3）需要医学专家参加标准制定

元宇宙医学最终是服务人的，因此更需要符合医疗操作标准。但是，以往制定标准时缺乏懂医的人才，而且研发常被不懂医的信息技术专家主导，解决问题的格局不高。

（4）XR 医疗应用前需要临床研究验证而不是体验

我们预测，在元宇宙医学的社会效益凸显后，不仅是医护工作者，患者也会主动要求佩戴相关设备来配合医疗和大健康教育。从医学角度讲，这都需要比较研究，体验是不能代表随机双盲对照试验或者真实世界临床研究的，建议从中筛选出对健康影响风险最小，社会效益和性价比最高的设备。若要设计科学性和实用性均强的研究，还需要国际元宇宙医学协会和联盟协调专家参与，加之政府指导才能取得良好的效果。

除了上述问题以外，还需要注意"端"用户设备的价格。目前，关注设备价格的用户较少，这是因为设备在行业中的普及率不够，降低价格后普及率一定会大幅度提高。关于如何降低价格，除了考虑"端"用户硬件之外，还应该考虑政策和行业引导研发的基于社会效益的元医云管理、集成商的平台化服务，并进行推广及运营，才能获取更多的"端"用户。

参考文献

［1］ 王涌天，陈靖，程德文.增强现实技术导论［M］.北京：科学出版社，2015.

［2］ 张燕翔.虚拟/增强现实技术及其应用［M］.合肥：中国科学技术大学出版社，2017.

［3］ YANG D W, ZHOU J, SONG Y L, et al. Metaverse in medicine[J]. Clinical eHealth, 2022, 5: 39−43.

［4］ YANG D W, ZHOU J, CHEN R C, et al. Expert consensus on the metaverse in medicine[J]. Clinical eHealth, 2022, 5: 1−9.

第四节　用元宇宙医学概念塑造好医生

医生古称大夫或郎中，现在一般称为临床医师。按照卫健委有关医疗卫生管理条例的法律法规，医师负有主持医患沟通、学术讨论、新技术推广、预后分析、公众教育、护理示教、康复培训、出院教育、执行卫生防疫、计生、大病早期识别干预等法律责任，要履行治病救人、病情如实告知、合理检查、合理开药、正确诊断、积极治疗的责任，还要承担部分课题研究等工作，预防出生缺陷，提高人口素质等。因为责任重大，所以医生必须具备良好的学习能力和较强的认知能力。由于需要掌握的知识多，在美国，医生的学制统一为 8 年，在中国通常需要 5～8 年，其中，7 年和 8 年的毕业者可获得硕士或博士学位，5 年毕业者可获得学士学位，若想再获得硕士或博士学位，其后还需要各接受 3 年的研究生教育。此外，对所有医生而言，均需要终身接受继续医学教育（Continuing Medical Education，CME），不断提高自己的医疗水平。对好医生的要求更是需要其具有学习能力好、认知能力好、临床思维好、医德心理好的基础（以下简称"四好能力"），同时还需要其付出更多的努力，融会贯通"四好能力"。只有能解决复杂临床问题的医生，才算是达到好医生的要求。

4.1 好医生需要扎实的基础

真实世界需要真正解决问题的好医生，需要医学生在大学就真正打好"四好能力"基础，在以后的医疗生涯中，经过不断磨炼，才能成为能解决复杂临床问题的好医生。

4.1.1 学习能力好

学习能力，指学习各种医学基础和临床技能的能力和潜力的总和。对个体而言，学习能力包括能容纳以及储存知识、信息的种类和数量的能力，学习临床技能种类的能力，更替新旧信息的能力，等等。对种系发展而言，总体上演化越高级，学习能力就越强。在医生职业中，学习能力是指在不同学科中解决不同临床问题的能力和实践能力。对于临床能力的学习，初步是属于陈述性知识的学习，如解剖学、组织学和药理学。学习能力好的学生往往能顺利地完成某种科目的学习目标，在认知和操作能力乃至学习策略上均能超出一般的学生。好学生可独立自主地通过分析、探索、实践、质疑、创造等方法实现自己的学习目标。

4.1.2 认知能力好

认知能力是指人脑加工、储存和提取信息的能力，即一般所讲的智力，如观察力、记忆力和想象力等。人们学习医学，甚至是认识客观世界，主要依赖于人的认知能力从而获得各种各样的知识。认知能力亦称"认识能力"，指学习、研究、理解、概括、分析的能力。认知能力也是医疗实践，特别是做个好医生的最重要的条件，包括知觉、记忆、注意、思维和想象的能力。认知能力是大脑加工、储存和提取信息的能力，能把握事物构成、性能、相互关系、发展动力、发展方向和基本规律。美国心理学家罗伯特·加涅（Robert Gagne）提出了 5 种认知能力：言语信息、智慧技能、认知策略、态度和动作技能。与医学工作关系密切的认知能力可分为文字表达能力、抽象思维能力、反应速度、空间识别能力和质疑能力等。认知策略则与临床思维密切相关，是好医生的重要表征。

4.1.3 临床思维好

临床思维是合格医师所具备的理论联系工作实际、制定正确临床决策的能力，是在临床实践中不断积累和提高得来的。这是以患者为中心，运用医学科学、自然科学、人文社会科学和行为科学知识，充分沟通和交流，集合临床信息学，结合检测结果，进行批判性分析、综合、类比和判断，形成诊断、治疗、康复和预防的个性化方案，予以执行并在必要时做出修正的过程。

培养好医生临床思维能力有五大关键点。一是注重基础理论学习，除了医学知识外，还需要应用数学、物理学、化学、哲学、社会学和其他社会科学等方面的大量知识。这是因为现代医学分科越来越细，且相互交叉、相互联系，相关领域知识掌握得越多，临床思维能力就会越强，越有助于发现复杂疾病的表征和内在规律。二是注重实践，这是检验真理的标准。诊断学是前人实践经验的总结，要想更好地解决临床问题，就需要亲自实践。思维只有建立在丰富的感性认识基础上，才能助力思维能力的提升。三是掌握全面资料，正确的诊断和鉴别诊断依赖于全面系统地掌握病史及症状体征变化。四是透过现象看本质，临床上医生最先接触和最容易感觉到的都是疾病的表象，要认识疾病本质，就应当透过现象看本质，这样才能提高自己的临床思维能力。五是与时俱进更新知识，其他科学的发展，如电镜、分子生物学和信息技术等带动了医学的长足进步，衍生出许多新的诊断和治疗手段。这也对好医生在诊断、治疗和认识疾病方面提出了更高的要求，需要医生与时俱进，进行观念转变和知识结构的更新。

4.1.4 医德心理好

医德心理包括医患交往与心理互动、医德行为的心理机制与心理过程、医德行为中的语言艺术、医德行为及其心理特征、道德心理与自律和他律、医务人员的心理素质培养等。按照《中华人民共和国医务人员医德规范》，医德是医务人员的职业道德，是从业者应具备的思想品质，是与患者、社会以及医务人员之间关系的总和。其中包括：（1）救死扶伤，实行社会主义的人道主义，时刻为患者着想，千方百计为患者解除疾病困扰；（2）尊重患者的人格与权利，对待患者不分民族、性别、职业、地位、财产状况，应一视同仁；（3）文明礼貌服务，举止端庄，语言文明，态度和蔼，同情、关心和体贴患者；（4）廉洁奉公，自觉遵纪守法，不以医谋私；（5）为患者保守医密，实行保护性医疗，不泄露患者隐私；（6）互学互尊，团结协作，正确处理同行、同事间的关系；（7）严谨求实，团结进取，钻研医术，精益求精，不断更新知识，提高技术水平。

上述的学习、认知、临床思维和医德心理能力毫无疑问是医生的重要基础，在大学的医学教育中也被放到了重要的位置，学生必须严格地按照这些要求去做。但是，在毕业生以后从事临床医疗的实践工作中，我们发现单靠这些基础是不够的，原因在于世界是在动态变化的，疾病的病因和疾病谱是在不断变化的。例如，2019 年以前，没有人能预测到新冠肺炎疫情的发生。而且，随着科学的发展，实践的技术也在不断地发展，要想当一名好医生，就需要接受研究生或继续医学教育，不断地更新自己的知识，采用最新的技术给患者提供最佳的服务。

4.2 好医生要满足医学的要求

4.2.1 医学的定义

为了解真实世界对好医生的要求，首先需要明确医学的定义。医学（Medicine）是处理生命的各种疾病或病变的一种学科，是处理人健康定义中人的生理处于良好状态相关问题的一种科学，是以治疗、预防生理疾病，促进病患恢复健康，提高人体生理机体健康为目的的一门专业。狭义的医学是指疾病的治疗和机体有效功能的恢复，广义的医学还包括中国养生学和西方的营养学。

中世纪伟大的阿拉伯医学家阿维森纳（Avicenna），又称伊本·西拿（ibn-Sīna），在其名著《医典》中曾给医学定义如下："医学是科学，我们从中学到（a）人体的种种状态，（i）在健康时，（ii）在不健康时；（b）通过什么方式：（i）健康易于丧失，（ii）丧失健康时使之恢复健康。换言之，医学就是如何维护健康的技艺和健康丧失后使之恢复健康的技艺。"在大约1 000年前，能给医学作出如此深刻而有预见性的解释是难能可贵的。最后一句话总结得最为精辟，也就是说，只有将这一工作做得比一般医生更好，才有资格成为好医生。

4.2.2 目前医生解决问题能力不理想

1915年，美国医生爱德华·利文斯通·特鲁多（Edward Livingston Trudeau）离世时在他墓志铭上刻着"有时，去治愈；常常，去帮助；总是，去安慰"（见图2-4-1）。简短的三句话，格外柔软温情，从当时的视角诠释了医学，表达了对生命的敬畏和人性的尊重，展示了当时医学的真实面貌，道出了医学科学不完美的现实，又揭示了医疗服务的真谛和医生应尽的人文关怀，同时蕴含了医生

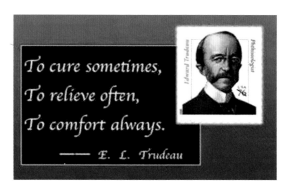

图2-4-1 特鲁多医生墓志铭

的复杂情感，并体现了大医超世脱俗的理性谦卑和崇高境界。从另一个角度看，这三句话却也隐含了无奈。

至今，特鲁多医生已经逝世 107 年了，医疗现状远远未能满足真实世界的要求，医生仍然面临严峻的挑战，仍然需要面对大众和同道的不满及期望。例如，某老中医直言"一些人不过是以行医混饭、混名，无理念之可言，可悲可叹。人无理念，混世过日子与别人无关；医无理念，浑浑然治疗却会害人性命。庸医杀人是古人屡诫医者之谓，现在更需警惕。"老中医的忧国忧民之语非常严厉苛刻，但是代表了部分同行与社会对医生的高标准要求。只有满足这些要求，才能成为好医生。

医学深奥，需要掌握的知识和技能太多。仅仅是上面所述的"四好能力"，就需要花很多时间，甚至数倍于其他专业的时间去学习、研究和实践，才能掌握和融会贯通，才能成为真正解决问题的好医生。这对所有学医的人来说都是挑战，致使大多数医生无法达到这一标准。要解决这些问题，就需要从顶层设计着手，研发解决问题的办法，产生显而易见的效果。在没有辅助医生大幅度提高"四好能力"的利器出现之前，也不要责怪大多数医生的无能为力。

4.2.3 靠师徒传承和继续医学教育很难解决问题

大学培养的基础对成为好医生至关重要。特别是临床思维能力，可以辅助制定正确的临床决策，是在临床实践中不断积累和提高而来的。要提高临床思维能力，就需要扎实的基础理论，与时俱进地更新知识，践行实践是检验真理的标准，全面掌握资料，并透过现象看本质，更需要融会贯通"四好能力"。其中，师徒传承和继续医学教育（CME）是一条捷径。

（1）师徒传承

传统的学习方法可以辅助医生不断进步，但是远不如师徒传承的速度快。名医和大医在学习能力、认知能力、临床思维和医德心理方面均有超于常人的水平，对培养学生可以起到事半功倍的效果。在医德心理方面，老师可以言传身教；在临床思维方面，老师可以根据学生的学习和认知能力因材施教，使其迅速提高。但是，绝大部分学生无法超过优秀老师的水平。CME 可以助力补足这一短板。

（2）继续医学教育

继续医学教育，简称 CME。这是我国为实施"科教兴国"战略，适应社会主义卫生事业发展需要，对卫生技术人员实行的毕业后教育方式。接受教育的对象是有中级以上（含中级）专业技术职务、从事卫生技术工作的人员。对于要成为好医生的人，则需要终身教育。但遗憾的是，目前的 CME 效率与大学教育无异，仍然是填鸭式的学习方法，需要学员死记硬背，无法使有"四好能力"的医生迅速成为好医生，特别是成为名医和大医，进步速度还不如师徒传承理想。为此，我们需要另辟蹊径，引入革新的顶层设计概念。

4.2.4 必须更新顶层设计概念

引入何种顶层设计概念，才可以使具有"四好能力"的医生迅速成为好医生？目前来看，首先需要将"学习能力、认知能力、临床思维、医德心理"的"四好能力"培养方法凝练提高为陈述性和程序性知识的培养方法。其次，需要研发相应的技术赋能这两种培养方法，提高效率。幸运的是，我们研发的物联网医学和元医平台可以赋能陈述性和程序性知识的培养与融会贯通，有利于深刻分析、思考和制定科学的诊疗方案。我提出的物联网医学"三个链接全时空，融合四众在其中，质控防保与诊疗，全新模式惠众生"的技术（见图 2-4-2），可辅助我们轻而易举地达到上述要求，即应用物联网将全面感知的临床信息，可靠传输到具有大医大脑水平的元医云之后，AI 即可进行深度挖掘和智能处理，协助制定科学的诊治方案，再经医生核对修改完善后执行。

在构建认知能力过程中，程序性知识毫无疑问将扮演重要角色。互联网的发展使得信息传播的边际成本趋零，但是信息就像数据，如果不进行科学精准的解读，是没有任何意义的。无论是个人还是组织，信息不对称都难以建立持续性的竞争优势。如果要真正建立竞争优势，就需要程序性知识。一般认为，程序不过是编码指令的次序，就是一种算法，可能来自逻辑学和数学中的基本运算规则，也可能来自多个学科中的概念。但是，从加速好医生培养的顶层设计角度看，可基于反映活动的形式差别将程序拓展为程序性知识。程序性知识也被称为操作性知识，是难以清楚陈述而只能借助于某种作业形式间接推测的知识。也有人认为，这类知识主要用来解决做什么和怎么做的问题。这恰恰与医生的要求吻合，患者对医生的

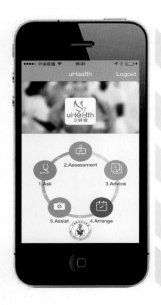

- 询问（Ask）：病情加重或新症状出现的时间；既往加重次数(急性加重、住院)；合并症；目前治疗方案；既往机械通气史 **1A**

- 评估（Assessment）：RR；FEV_1；有无动用辅助呼吸肌、胸腹矛盾运动；进行性加重或新出现中心性紫绀；外周水肿；血流动力学不稳定；右心衰；反应迟钝 **2A**

- 建议（Advice）：氧饱和度；动脉血气分析；胸部影像学检查；血常规、血电解质、肝肾功能；痰涂片和痰培养；心电图；血药浓度监测 **3A**

- 安排（Arrangement）：慢阻肺急性加重住院治疗指证和分级治疗；药物治疗；机械通气；并发症处理；姑息治疗和临终关怀；出院、随访和预防 **4A**

- 辅助（Assistance）：物联网辅助质控、咨询、家庭管理 **5A**

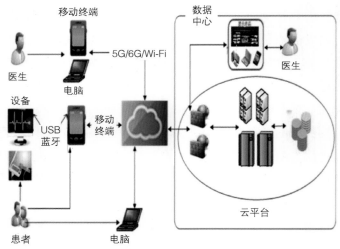

图 2-4-2　物联网医疗模式

　　需求就是疾病是什么，如何治好，如果能做到一般医生做不到的程度，就是好医生的标准。

　　那么，如何获得程序性知识？美国认知心理学家约翰·安德森（John Anderson）和罗伯特·加涅（Robert Gagne）等人认为，可通过以下三个阶段获得程序性知识。一是陈述性阶段，学习者获得有关步骤或程序的陈述性知识，如陈述分数加法的规则或能够描述驾驶汽车时该如何换挡，相当于"四好能力"的学习能力。在这一阶段，学习者对活动的完成是非常艰辛的，首先需要逐条记忆每一门功课，并缓慢地掌握每一项技术。二是联合阶段，学习者仍需思考各个步骤的规则，但经过练习和接收反馈后，学习者已经能够将各个步骤联合起来，流畅地完成有关活动，相当于"四好能力"的认知能力。三是自动化阶段，随着进一步练习，学习者最终进入自动化阶段。在这一阶段，常常无须有意识地控制或努力就能够自动完成有关的活动步骤。例如，某学生不用想着分数加法的各项规则就能快速准确地计算分数加法题，这表明他们已获得了有关的程序性知识或技能。元宇宙教学更利于通过术前讨论赋能手术类操作的程序性知识的融会贯通（见图 2-4-3）。

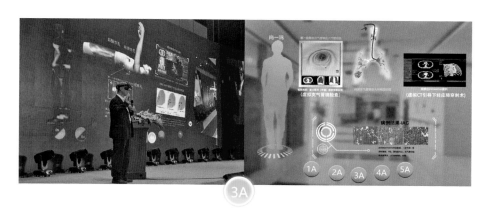

图 2-4-3 元宇宙赋能手术类操作的程序性知识的融会贯通

4.2.5 新概念可赋能好医生发展

现在，我们明确了要提高好医生的培养效率，需要将"四好能力"的培养方法凝炼提升为陈述性和程序性知识的培养方法。应用这一新概念赋能好医生的培养和发展，满足真实世界对医生的要求，还需要我们研发新的理论和落实理论，或者落实为转化的技术、评价和认知体系。

从医学角度，特别是从心理学角度出发，可以将陈述性知识看成晶体智力（Crystallized Intelligence）。这是指经过学习获得的陈述性知识，就像结晶的晶体一样，一块一块地存储在长期记忆中。医学生所学的大部分课程，特别是"四好能力"中的学习能力，就属于陈述性知识，如生物化学、解剖学、病理学和药理学。程序性知识则可认为是流体智力（Fluid Intelligence），即指在不同领域运用推理的能力。"四好能力"中的临床思维属于这一类，医德心理部分也属于这一类。"流体"一词可以体现水一样流动的过程性智力，对应的知识包括归纳法、归谬法、反证法、乘法、除法等，是一种推理运算的智力。物联网医学中的人工智能属于辅助程序性知识的技术。

从工业化角度看，根据自动化的程度可以将程序性知识分为"自动化"与"可控制"两类。"自动化"程序性知识运作速度极快，一般不需要有意的影响，启用时人几乎毫无意识，具有惊人的准确性且总能产生正确的预期行为，很少需要思考而占用认知资源，但是往往不能用语言来表述。这在医学上类似于我应用 AI 辅助肺结节良恶性评估，将患者 CT 数据输入我事先训练的 AI 系统后，2 分钟左右即可反馈给我自动计算的结果（见图 2-4-4），帮助我发现 5～10 mm 肺结节中的早期肺癌。"可控制"程序性知识一般运行慢，个体可有意识地监控这类程序，要利用认知资

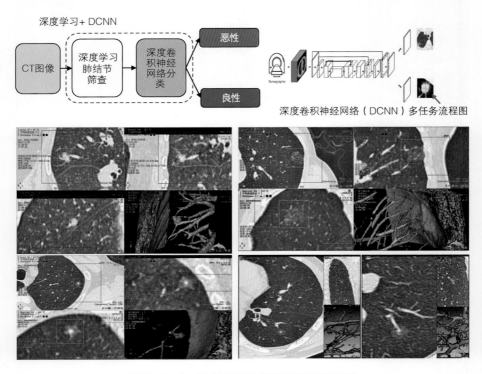

图 2-4-4 AI 辅助肺结节良恶性评估系统

源，占用工作记忆空间。由于人在某一时刻进行缜密思考的容量有限，故不能在同一时刻使用多项可控的程序性知识。由于自动化程度不高，往往能够用语言来表述。这在医学上类似于我作为研判专家核对 AI 评估的结果，需要我综合临床经验做出最终的诊断和治疗方案。

在培养好医生的过程中，获得陈述性知识常常是学习程序性知识的基础，而程序性知识的获得又为获取新的陈述性知识提供了支持，如"四好能力"中的学习能力、认知能力和临床思维能力的培养和融会贯通。从物联网技术角度看，陈述性与程序性知识的获得是学习过程中两个连续的阶段，但是又存在网络表征区别（见表 2-4-1），均可以得到物联网技术的放大性赋能支持。

表 2-4-1　陈述性和程序性知识的网络表征区别

	陈述性知识	程序性知识
产生方式	一种静态的知识，其激活是输入信息的再现	一种动态的知识，其激活是信息的变形和操作
激活速度	激活的速度比较慢，是一个有意的过程，需要学习者对有关事实进行再认或再现	激活的速度很快，是一种自动化的信息变形的活动
传授途径	大多数可以通过语言传授（如语言交互）	大多数是不能通过语言传授的，如影像学专家很难把阅片的技能通过语言形象、生动地传给他人
学习与掌握	可通过媒体、讲座等形式学会，如预防甲型 H1N1 流感的知识	必须通过练习和实践才能获得和掌握，如医学的听诊和触诊的物理检查与手术
表现与实践	能通过应用、回忆、再认及与其他知识联系方式来表现	必须通过各种操作步骤来表现

在很多活动中，陈述性知识与程序性知识两者是结合在一起的，在医学中尤其如此。在学习过程中，最初学习的都是陈述性知识，在大量练习之后程序性知识才会具有自动化的特点。这也是我提出物联网与元宇宙医学的初衷。尽管在医学中，培养好医生需要的陈述性知识的难度和数量都非常大，但是通过物联网技术可以使"复杂问题简单化，简单问题数字化，

数字问题程序化，程序问题体系化"，不但可以用其快速培养好医生，而且可以大幅度降低学习压力和提高认知力，程序化提高同质化医疗水平，更好地为患者服务，快速实现"元医治未病，大医惠众生"的愿景。

4.3 用元宇宙医学概念重塑好医生

虽然做个好医生不易，做专科医生也不轻松，成为名医和大医更是难上加难，但是只要学会应用物联网医学技术，就可以加速提高陈述性和程序性知识的水平，助力两者之间的融会贯通。应用元宇宙技术，会进一步加速好医生的培养和成长，且可以全面提高所有医生的同质化医疗水平。

4.3.1 迅速提高陈述性知识水平

对所有人来说，时间都是一样的，如果将大部分时间花在陈述性知识的学习上，那么就很少会把时间用在程序性知识的积累和融合上。通常这是无法解决的矛盾，但是物联网技术可以加速陈述性知识的积累效率，节省数倍甚至数十倍、数百倍的时间。例如，我们只要指尖一动，设备在分秒之间即可回答我们需要花数分钟或数小时，通过自学才能弄清楚的问题，这样就可以把节省的时间用在程序性知识的实践积累和融会贯通上。因此，物联网和元宇宙技术可以十倍、百倍甚至千倍提高真实世界中为患者解决问题的效率。

4.3.2 迅速提高程序性知识水平

为达到好医生的要求，更需要陈述性和程序性知识的融会贯通，这需要的时间更长。如果通过常规方法培养，绝大多数医生一生也达不到好医生的标准，特别是名医的水平。但是，如果我们应用物联网和元宇宙技术，就可以迅速提高程序性知识的水平和实践能力。常人需要花一年甚至十年的时间才能掌握的内容，利用物联网和元宇宙技术可以在一夜之间或者一星期之内就帮助我们做到。例如，应用 BRM 一体机可创立元宇宙"云＋端"师徒传承模式（见图 2-4-5），赋能我们研发的 PNapp 5A（见图 2-4-6）。医生通过掌握弹指一挥间的五步，再加上几个月的训练和 AI 技术的实践，就可以接近名师 90% 左右的水平，将传承效率提高数十倍甚至上百倍，因为这一技术可以使"复杂问题简单化，简单问题数字化，数字问题程序化，程序问题体系化"。这是很多医生甚至主任医生花费数年甚至数十年也做不到的。

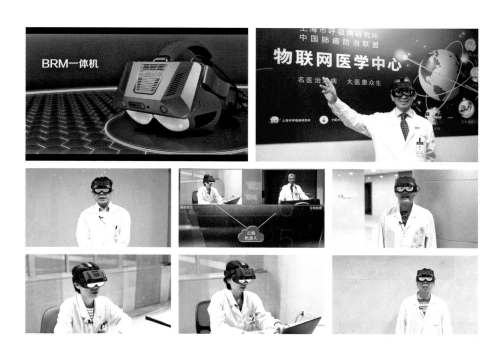

图 2-4-5　BRM 一体机赋能元宇宙"云 + 端"师徒传承模式

4.3.3　综合赋能医疗和大健康效率

物联网技术将助力"四好能力"迅速提升为陈述性和程序性知识，并加速其融会贯通。但是，如何更好地发挥好医生的作用，元宇宙医学技术可以起到更好的赋能作用。我们可以利用包括物联网技术在内的元宇宙医学助力我们虚实融合、虚实联动地解决临床问题。应用物联网三大基础流程和十大基本功能，使医疗和大健康的"复杂问题简单化，简单问题数字化，数字问题程序化，程序问题体系化"，并与"元宇宙四层次结构和八大要素"结合，凝炼为培养好医生和改善医疗的利器，提高同质化水平，最后实现"元医治未病，大医惠众生"的愿景。

4.4　将来的元宇宙好医生

国际元宇宙医学协会和联盟计划启动"好医遵循证，工匠技更精，名医治未病，大医惠众生"的元宇宙医生系统工程。这可以赋能、提高陈述性知识的掌握速度，提高程序性知识的融会贯通能力，助力更多医生做好

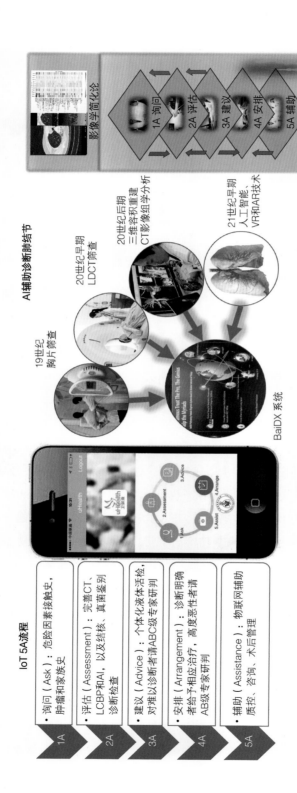

图 2-4-6　BRM 一体机赋能评估肺结节

医生、好工匠、好名医和好大医。我们可以应用物联网"云+端"、边缘云、雾计算来辅助和提高元医平台的服务水平，大幅度减轻医生为达到"四好能力"的负担，达到"元联健康新契机，直面名家零距离，虚实互动加质控，人机融合全无敌"的愿景（见图2-4-7）。

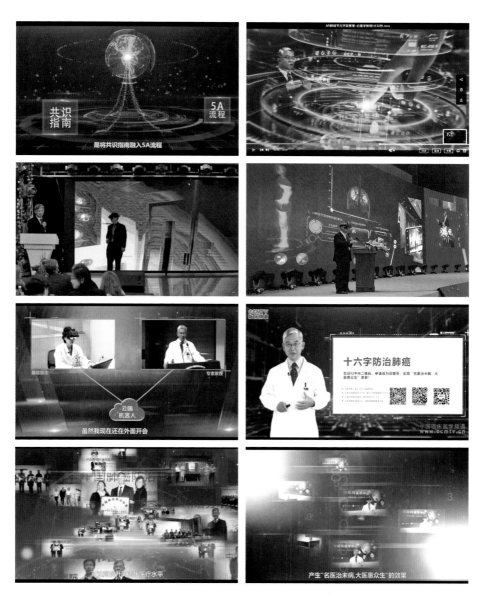

图2-4-7　元宇宙医学赋能培养好医生和名医

参考文献

[1] 陈会昌. 中国学前教育百科全书，心理发展卷 [M]. 沈阳：沈阳出版社，1995：121.

[2] 车文博. 当代西方心理学新词典 [M]. 长春：吉林人民出版社，2001：304.

[3] 杨治良，郝兴昌. 心理学辞典［M］. 上海：上海辞书出版社，2016.

[4] 孟群. 中华医学百科全书：医学教育学［M］. 北京：中国协和医科大学出版社，2018：50-51.

[5] 白春学. 实用物联网医学［M］. 北京：人民卫生出版社，2014.

[6] 白春学. 物联网医学分级诊疗手册［M］. 北京：人民卫生出版社，2015.

[7] 白春学，赵建龙. 物联网医学［M］. 北京：科学出版社，2016.

[8] THUEMMLER C, BAI C X. Health 4.0: How virtualization and big data are revolutionizing healthcare[M]. Cham: Springer International Publishing, 2017.

[9] YANG D W, ZHOU J, SONG Y L, et al. Metaverse in medicine[J]. Clinical eHealth, 2022, 5: 39-43.

[10] YANG D W, ZHOU J, CHEN R C, et al. Expert consensus on the metaverse in medicine[J]. Clinical eHealth, 2022, 5: 1-9.

[11] CLARK P A. The Metaverse Has Already Arrived. Here's What That Actually Mean[EB/OL]. [2021-11-15]. https://time.com/6116826/what-is-the-metaverse.

[12] BAI C, CHOI C M, CHU C M, et al. Evaluation of pulmonary nodules: clinical practice consensus guidelines for Asia[J]. Chest, 2016, 150(4): 877-893.

[13] LE V, YANG D W, ZHU Y, et al. Quantitative CT analysis of pulmonary nodules for lung adenocarcinoma risk classification based on an exponential weighted grey scale angular density distribution feature[J]. Computer methods and programs in biomedicine, 2018, 160: 141-151.

[14] YANG D, BAI C, WANG N, et al. Artificial Intelligence vs. LungRADs for Lung Nodule Diagnosis in an Asian Population[M]//A110. NOVEL IMAGING FOR LUNG CANCER: A PICTURE IS WORTH A THOUSAND WORDS. American Thoracic Society, 2019: A2608.

[15] YANG D, POWELL C, BAI C, et al. P3. 13-037 deep learning system for lung nodule detection[J]. Journal of Thoracic Oncology, 2017, 12(11): S2329.

第五节 虚实互动与元宇宙医学

在本章第三节描述的"人机接口和虚实互动"中，我们了解到，在XR等互动工具的支持下可将虚拟世界拉入真实世界，协助医护人员与用户进行互动，有助于从概念上将元宇宙医学的应用场景真正落地。但是，这也只是XR、数字孪生、人工智能等单项技术的突破，仅从不同维度实现立体视觉、深度沉浸、虚拟化身等元宇宙应用的基础功能，仍然属于"只见树木不见森林"的格局，或者说"立地不顶天"。要使其能够真正地服务医疗和大健康，还需要按照顶层设计，实现多项数字技术综合应用的突破。通过这些技术的叠加兼容、交互融合、凝聚形成利器，助力虚实融合和人机互动，才能推动元宇宙医学的真正落地和稳定有序发展。

关于顶层设计，还有另一关键技术——虚实互动技术，其有望协助元宇宙医学的落地，实现"元联健康新契机，直面名家零距离，虚实互动加质控，人机融合无人敌"的元宇宙医疗愿景。

5.1 真实世界需要虚拟医疗

不只是元宇宙需要虚实互动技术，在我和蒂姆勒教授主编的《智慧健康4.0：虚拟化和大数据如何彻底改变医疗保健行业》（*Health 4.0: How Virtualization and Big Data are Revolutionizing Healthcare*）这部专著中，已经在探索虚拟医疗这一模式。因为在物联网医学的医疗实践中我们已经发现，目前的卫生系统和传统的照护方式已经不能满足大众对健康越来越高的要求。人口老龄化的加剧、越来越多的慢性病患者需要在家中进行监测、医疗保健费用不断上升、严重缺乏医疗保健专业人员等，都是我们面临的巨大挑战。

应用虚拟化照护辅助卫生保健，是应对这些挑战的利器。通过虚拟化支持能力建设可以帮助人们获得技能、知识和能力。采用元宇宙医疗保健技术进行自我健康管理和疾病管理势在必行。无线通信技术的发展已经能够将照护扩展到其他领域来支持建设医院。应用远程技术在家中就可以为患者提供成本更低的高质量照护。在紧急情况下，患者可以使用有线或无线连接及时发送通知，获得最近的及时支持和帮助。

与其他行业相比，虚拟化照护在医疗保健行业的研究较少。用户如何能获得虚拟化照护以及在日常工作中如何采用这些新技术，均值得深入探讨。目前，元宇宙医学刚刚被提出，是一个发展的机会，但是其发展要基于数字医疗的进步，因此发展缓慢。现有技术质量大多无法满足用户或患者的照护需求，开发人员也缺乏对用户心理的理解，对医学的理解更不到位，这就需要有经验的名医或大医辅助设计元宇宙医疗保健产品，并进行临床研究以证明其安全性和有效性。

健康 3.0 涉及建立以消费者为中心的商业模式，而智慧健康 4.0 进一步专注于提供维护健康和保健生命线的"开关系统"。类似于互联网已经成为人们日常生活的重要组成部分，提供和获取医疗保健的虚拟化方式将成为常态。在智慧健康 4.0 阶段，医疗保健将在虚拟化环境中应用移动设备和远程虚拟方式为用户或患者提供监护和管理技术，虚拟医疗将支持医疗保健专业人员相互协作并提供远程照护。

虚拟医疗保健技术可辅助用户或患者承担更多责任，帮助他们进行自我健康管理和提高生活质量，因此，也可称之为照护虚拟化执行能力的建设。这一能力可帮助用户或患者进行从健康到疾病的全过程的自我管理，乃至预防疾病的发生。新增的知识和技能可建立在现有知识和技能的基础上，用以指导用户或患者在新的基础上逐步进步，这需要一种新的方法来增强知识。《智慧健康 4.0：虚拟化和大数据如何彻底改变医疗保健行业》（*Health 4.0: How Virtualization and Big Data are Revolutionizing Healthcare*）一书还指出了通过用户或患者教育提高学习效率的重要性。在教育方案中纳入互动技术，可作为干预和改变个性化行为的措施。教育计划会将用户或患者的意见考虑在内，产生更高的满意度、更好的依从性及更大的照护连续性。

设计和部署未来健康的模式需要以人为本，而不是以技术为中心。从照护技术起步更可能增加变革能力，特别是预防疾病的能力。我们应关注如何基于智慧健康 4.0 开发元宇宙医疗保健技术，反过来又可用于鼓励接受和采用新技术，支持个人达到引人入胜的体验，促进行为改变和改善健康结果。

5.2 虚实互动将使医疗更美好

现有研究表明，元宇宙具有综合多种高科技、与真实世界平行、反作用于真实世界的三大特征，可基于技术创新和协作方式进一步提高社会生产率，可通过催生新技术和新业态促进传统产业变革，可推动文创产业跨界衍生和发展，可通过虚实互动重构工作和生活方式而提高效率，可推动智慧城市建设和变革。这也会推动智慧健康4.0的建设，使其服务医疗和健康的效果更显著。这些变革均基于元宇宙对真实世界的虚拟化、数字化过程，对内容生产、经济系统、用户体验和实体世界等内容的大幅度改造。

同时，元宇宙的发展需要循序渐进，需要在共享的标准和基础设施支撑下，根据协议由众多工具和平台不断融合和进化才能拓展，还需要基于虚拟现实、增强现实或扩展现实等技术提供沉浸式体验来完成。医学应用也不例外，需要基于数字医学孪生技术生成真实世界的镜像，与真实世界医疗密切互动才能取得其他医疗模式无法达到的大众需求。这也符合我们提出的"元宇宙医学是将虚拟世界拉入真实世界，并进行多维互动的混合现实医学网络平台"这一定义（见图2-5-1）。

在这一流程中，虚实互动是很关键的技术。科学构建与真实世界映射和交互的虚拟世界，使其具备新型社会体系的数字生活空间，这将助力我

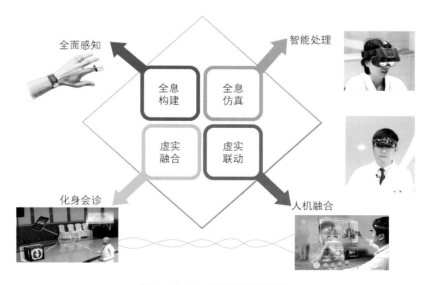

图2-5-1 元宇宙医疗设计

们基于元宇宙的属性，实现"现实中缺什么，虚拟世界中就补什么"，也将助力搭建新的元宇宙医学社会经济体系，将虚拟世界与真实世界的经济系统、社交系统、身份系统进行有机融合，且允许每个用户进行内容生产和编辑，推动元宇宙医学的发展。基于我们的研究经验，最能体现元宇宙医学价值的将是"虚实互动—人机融合"。尽管目前体现虚实互动的技术已经非常成熟，但是还需要合适的临床应用场景才能显示其人机高度融合的诊疗效果。从理论上看，人机融合是一种由人、机、环境系统相互作用而产生的新型智能形式，不同于人的智能，也不同于人工智能，而是一种物理与生物相结合的新一代智能科学体系。人机交互技术需要涉及非大脑支配的生理、心理、工效学问题，而人机融合智能主要侧重大脑支配的与"电脑"相结合的智能问题。

从医学角度看，可以将这种结合称作"人机融合"，即医生与机器人一同讨论和解决医学问题。基于我们将 PNapp 5A 评估肺结节和用于肺癌早诊的经验，我提出了"人机 MDT"这一新的名词，即"人"是医生，"机"是计算机，"MDT"原指多学科专家会诊，在这里是计算机和一名专家进行互动讨论。计算机可以充分发挥其在陈述性知识和 AI 方面的优势，而专家可以通过临床经验补充计算机在程序性知识方面的不足。人机 MDT 医疗更有利于师徒传承及融会贯通陈述性和程序性知识（见图 2-5-2），这是典型的基于程序化数字技术，驱动"虚实互动—人机融合"

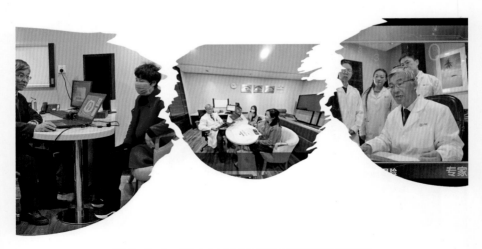

图 2-5-2　通过人机 MDT 解决疑难的诊疗问题

的临床工作（见图 2-5-3）。我们进行 3 年多临床应用的结果表明，人机 MDT 能够很好地体现元宇宙医学的临床价值，较好地提高了肺结节评估的敏感性和特异性。根据"元宇宙医学可简单被定义为通过 AR 眼镜实践

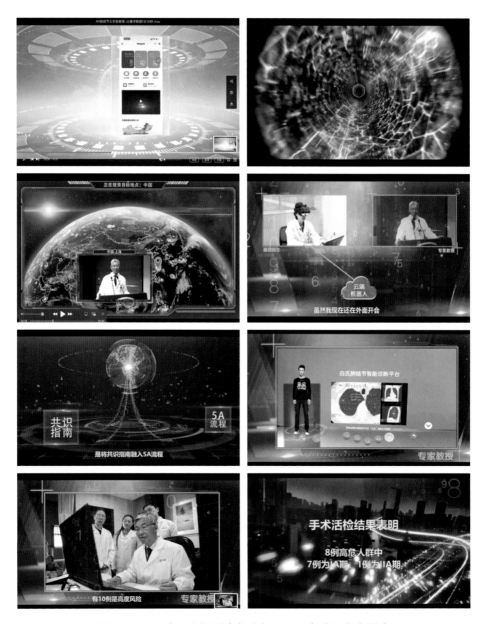

图 2-5-3　应用人机融合与人机 MDT 实践元宇宙医疗

的物联网医学"这一概念,我们可将其推广应用到分级诊疗,也可以拓展到其他应用场景,如预防、保健和康养,由虚实资深医生或者名医指导基层医生按照共识指南规范诊断和治疗。

我们开展的其他物联网医学研究也为元宇宙医学的建立奠定了基础。其中,BRM一体机可称为元宇宙医学的原型,可颠覆性赋能强基层、广覆盖的医教研工作(见图2-5-4)。最近,我们又启动了相关的拓展研究,即应用XR技术进一步增强虚实融合和虚实联动效果,以便更好地实践元宇宙医学(见图2-5-5)。基于这些探索,我们又提出将全息构建拓展为"全息构建+全面感知",将全息仿真拓展为"全息仿真+智能处理",将虚实融合拓展为"虚实融合+质量控制",将虚实互动拓展为"虚实互动+人机融合"的元宇宙医学框架,最终应用"5A引擎",使"复杂问题简单化,简单问题数字化,数字问题程序化,程序问题体系化",更好地解决临床问题。

虚实互动将颠覆性放大"大医"的服务效率,通过将他们的陈述性知识和程序性知识融会贯通,可有效提升师徒传承效率,其化身将可能成为永生的"大医",协助会诊、教学,以及将元宇宙远程医疗普及到县级,甚至是乡镇医院,提升其同质化诊疗水平,达到强基层、广覆盖的效果,更好地满足大众的医疗和大健康需求。

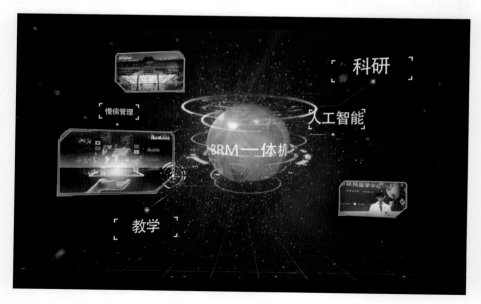

图2-5-4 BRM一体机赋能强基层、广覆盖的医教研工作

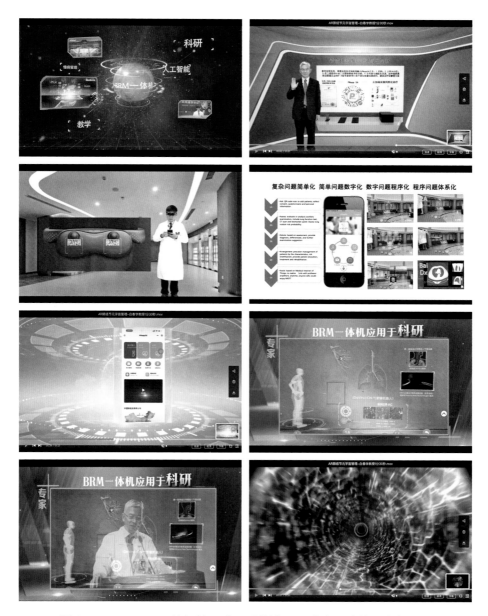

图 2-5-5　BRM 一体机基于"5A 引擎"开展虚实互动的元宇宙医疗

5.3 虚实互动研究现状

5.3.1　虚拟化与智慧健康

虚拟化医疗保健技术将作为大健康利器发挥越来越大的作用，助力智慧健康 4.0 阶段的能力建设。大健康理念的普及、医疗技术的发展，特别是可穿戴设备以及形式多样的物联网医疗传感器产品的上市，大数据、人工智能和机器人技术的提升，都将有助于人们更好地管理自己的健康和疾病。

早在 1998 年，世界卫生组织就提出"通过该过程，人们可以更好地控制影响其健康的决策和行动"。人们应该支持和允许通过控制虚拟化医疗保健过程，与医疗保健提供者互动，由虚拟化健康支持照护创新，如健康信息技术、可穿戴和植入式设备、人工智能和机器人技术。卫生信息技术将被作为教育基本知识，用于培训用户或患者，使他们能够更好地访问健康信息，做出与健康相关的决定，最终达到共赢目的。通过访问电子健康记录（EHR），用户或患者可以更好地了解他们的健康状况并积极参与健康促进、预防和照护，医疗保健专业人员也能够获得 EHR 与听诊器、超声波和 X 射线等医疗设备的集成，提高医疗保健服务的质量。

通过虚拟咨询，医疗保健专业人员可以随时随地与用户或患者进行沟通并提供相关指导，从而提高服务水平，进一步提高用户对这些医疗保健技术的兴趣，继续用其加强自我健康管理和防病治病能力。因此，对于未来医疗卫生设备的设计，可穿戴技术应具有更加吸引人的功能，可以无缝集成，与佩戴者的衣服和身体相连或与移动设备相连，便于用户设置和使用。EHR、各种传感器、可穿戴和植入式医疗设备将助力远程监测、数据收集和数据挖掘，能帮助人们更好地了解人体和疾病，改善生活质量和延长寿命。强大的计算机将构建预测模型，并整合大数据分析工具，将大数据转化为有重要价值的信息。

语音识别和虚拟助手可协助用户或患者通过数字化身进行诊断。由美国南加利福尼亚大学开发的 SimSensei 可提供真实时间跟踪和分析非语言行为，包括面部表情、眼睛凝视、身体姿势和声音语调。医疗化身移动应用程序，如奥卓医疗化身移动应用程序，能够提供三维的个人精确身体测量的动画，使个人能够跟踪症状，监测 EHR 和可穿戴设备数据并传达更改健康状况，辅助循证干预。可穿戴设备和植入式设备可使用户或患者能够远程管理自己的健康，帮助越来越多患有慢性疾病的用户或患者。使用植入式技术进行远程监测，可以访问有关患者心力衰竭状态的参数，并由医疗保健专业人员远程跟踪，无须面对面评价即可收到期望的诊疗效果。

5.3.2　虚实融合可提高物联网医疗效率

要想使物联网医学更好地为患者解决问题，还需要新技术辅助处理各种临床问题。这正是元宇宙医学的优势，它可以在物联网医学使"简单问题数字化"的基础上，再通过智能诊断机器人、治疗（如手术）机器人，让所有医学生都能有上机实践操作的机会，使教育培训与应用实现零距离。我们以往的研究表明，应用物联网传感器监测疾病的病理生理参数后进行智能处理，可协助临床诊断和治疗。例如，将筛查早期肺癌所做的 CT 传到云端的计算机后，即可进行智能处理，协助诊断与鉴别诊断。同样，这也可以移植到元宇宙医学上，因为元宇宙医学是在 AR 眼镜上实践的物联网医学。

在 AR 眼镜上可以将物联网医学提升为虚实融合的水平，使医生能够将常规的手工业作坊式诊疗模式提升为虚实"云"专家全时空指导"端"医生的诊疗工作，同质化提高到国家甚至国际标准要求的现代化流水作业工程。在元宇宙医学中，虚实融合技术将有效增强参与者（医生、患者）、真实环境（设备）和虚拟环境（虚拟医生、患者和设备）三者之间的无缝融合，最终目的是达到自然逼真的效果，将虚拟世界拉入真实世界，并进行人机联动的医疗服务。为构建虚实融合环境，需涉及高精度定位、虚拟与真实环境融合呈现、光学显示、多感知交互等关键技术，同时需要在 AR 眼镜上展示物联网智能诊疗和管理水平，特别是质量控制。

5.3.3　机器人辅助医疗

由于生育率的迅速下降，中国和许多国家将面临劳动力参与率变化的问题，特别是在医疗保健领域的劳动力可能减少。在日本，为了解决护士短缺的问题，研发人员开始研究机器人，将其作为一个廉价的劳动力化身，以便减少护士的工作量，提高老年用户或患者的生活质量。未来，机器人将变得流行起来，参与老年人的长期照护和临终关怀。机器人技术的改进将有助于提高用户或患者的自我管理能力，提高其信心、知识和技能，同时减轻医疗保健负担。例如，日本研究人员正在开发 Cyberdyne 机器人，其可以为老年人的日常生活提供帮助。

也有研究人员开始使用机器学习算法构建能够理解和表达情绪的机器人，分析用户或患者的心理状态。例如，美国 Sense.ly 公司的虚拟护士可以识别用户或患者的四肢，并测量他们的运动以衡量患病症状。另外，带有移动应用程序的虚拟护士平台可让用户或患者使用化身来跟踪症状，监测 EHR 和可穿戴设备数据，传达健康状况的变化。未来，医疗技术的提高或许能够帮助医生检测疾病。

5.3.4 虚拟化与质量控制

在将来的元宇宙医疗中，除了共性培训外，还需要根据国家或国际标准进行质量控制，这可以由"5A 引擎"协助。例如，在肺结节评估中，在元宇宙质量控制条件下，虚实"云"专家与"端"医生可以共同讨论评估的结论，可使诊断达到较高的敏感性和特异性。要达到这一目的，不但需要通过深度学习训练机器人，还需要将共识指南融合其中，并需要在临床实践中严格执行质量控制。目前的人工质量控制无法做到全时空和自动，但是元宇宙医学可以满足这些要求，可以通过仿真质控机器人与质控"云"专家进行虚实互动，事半功倍地提高整体质控水平。

5.4 虚实互动元宇宙医学的设计

5.4.1 构建虚拟身份

脸书公司（Facebook 现已更名为 Meta）创始人马克·扎克伯格（Mark Zuckerberg）设想，元宇宙是一个融合了虚拟现实技术，用专属硬件打造的具有超强沉浸感的社交平台。元宇宙产业第一股 Roblox 则提出建立一个用户既可以尽情游戏，又可自己创作，且融合社交，并有自己独立经济系统的开放性平台。在 Roblox 公司提出的元宇宙八大要素中，第一个是身份（Identity）。在元宇宙中，数字形象可助力映射自我认知，所以需要数字身份。

为了更好地实践元宇宙医学，就需要重塑自我形象和身份体系，设计自己的数字形象（或称为"化身"）。根据"元宇宙医学是将虚拟世界拉入真实世界并进行多维互动的混合现实医学网络平台"定义来理解数字形象，也能综合反映化身的医疗服务水平，便于用户或患者选择。其中，如何体现数字形象是元宇宙中数字身份的外在表现形态，需要进一步研究。数字身份是元宇宙医学中一切数字活动的基石，每个人都将拥有一个具有通用性、独立性、隐私性的数字身份。对患者来讲，化身的隐私作用将使他们获益无穷，这是目前其他医疗模式无法比拟的。

5.4.2 构建元宇宙医疗员工的化身

元宇宙医务人员在元宇宙医疗中的责任重大、任务艰巨，而且没有案例可以参考，极具挑战性。我对元宇宙医学进行了初步设计，元宇宙医务人员主要包括专家、一线医生和护士。对真实世界的医务人员来说，均须持有有效的执业证书。对于虚拟世界的化身，则须经行业专家委员会，如IAMM和卫生行政部门联合考核认定。原则上知名专家（即各个学科的主任医师）才能担此重任，其化身应该是被权威部门考核认可的在全国具有影响力的、牵头国内外相关共识指南制定的、长期从事这一专病的专家。一线医生和护士的化身则需要按照类似的要求考核，需要等待专家化身的实践取得可行性经验后，再陆续开展。

（1）专家化身

专家化身应该为被权威部门考核认可的在全国具有影响力的、牵头国内外相关共识指南制定且有实践经验的专家。专家化身的功能是方便用户，协助真实世界名医全时空做好诊疗工作。这就需要诊断和治疗的精准性接近真人水平，学会回答名医从事专病的100个以上（符合国家标准或国际指南）的问题，再由真实身份的医助核对后发出，必要时再请真实名医在方便的工作时间回答（见图2-5-6）。

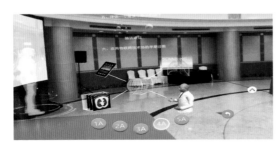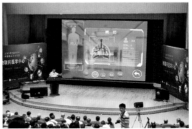

图2-5-6 大医化身在会诊临床疑难问题

（2）医助化身

设立医助化身的目的是方便用户，全时空协助名医工作。真实世界的医助须持有有效的医师执业证书，且为这一专业的大学医院主治医师或副主任医师。其化身须经行业专家委员会，如IAMM和卫生行政部门联合考核认定。需要等待专家化身实践取得可行性经验后，再陆续开展。在此之前，只能以真人身份进行工作。

（3）护士化身

护士化身的功能是方便用户，全时空辅助医助或医生工作。真实世界的护士须持有有效的执业证书，其化身须经行业专家委员会，如 IAMM 和卫生行政部门联合考核认定，需要等待专家化身实践取得可行性经验后，再陆续开展。在此之前，只能以真人身份进行工作。

5.4.3　虚实互动的安全保障

数据隐私是元宇宙医疗保健领域的一个主要挑战。类似基于信任心理学构建的未来互联网，同样的条件也适用于虚拟化医疗保健技术和元宇宙医学。因为医疗保健提供者涉及个人健康数据的传输、存储和检索，所以需要用户信任、安全、隐私和道德。其中的传感器和可穿戴设备等如可以跟踪个人健康数据和活动监测信息，则更是安全和隐私要关注的领域。

由于数据可能被个人或机构以多种方式滥用或操纵，所以需要定期修订安全措施认证、授权、保密和完整性条款，以便实施改进。此外，健康照护提供者担心跨多个设备收集的数据源具有很强的异构性。保健提供商应关注同意和保密问题。保健提供者必须确保事先从用户或患者那里获得明确的授权，并以保密方式使用数据且用于相关目的。对 EHR 的控制和隐私保证是消费者关注的两个主要问题，必须遵循管理健康数据安全和隐私的法律。

5.5　展望

虚拟互动技术存在其自身的局限性，如虚拟化的体表语言表达有限。在虚拟环境中的化身很难与医生建立相互信任和意识，原因是难以检测和回应个人的非语言行为，如实时手势、姿势、凝视等。此外，即使虚拟世界具有独特的功能，例如匿名互动，也不能保证屏幕另一侧的人是患者期望的治疗师，因为任何人都可以进入虚拟环境，并与患者互动。针对类似的局限性，可以采用虚拟治疗与传统疗法并用，或作为术后计划的一部分进行有效解决。

虚实联动存在人性化不够的问题，也就是说，很难像人类那样有同情心，很难更自然地理解人类的思想并与之交流。正如美国著名历史学家道格拉斯·霍夫施塔特（Douglas Hofstadter）在《哥德尔》（*Gödel*）一书中描述的那样，AI 应该更关心、理解人类的智慧，而不是聪明地解决人类的问题。这些均是以后的研究内容，期望有所突破，并助力元宇宙医学发展。

　　总而言之，元宇宙是利用科技手段进行链接与创造的，与真实世界映射和交互的虚拟世界，是具备新型社会体系的数字生活空间，是物质世界和虚拟世界及虚拟经济的整合，可以带来医疗和大健康的巨大改变，同时可以改革目前的医疗和大健康模式。

参考文献

［1］　白春学.实用物联网医学［M］.北京：人民卫生出版社，2014.

［2］　白春学，赵建龙.物联网医学［M］.北京：科学出版社，2016.

［3］　苏暄.白春学：借力云计算和终端，拥抱物联网医学新时代［J］.中国医药科学，2016，6（4）：1-3.

［4］　中国物联网辅助评估管理肺结节专家组.物联网辅助评估管理肺结节中国专家共识［J］.国际呼吸杂志，2022，42（1）：5-12.

［5］　CLARK P A. The Metaverse Has Already Arrived. Here's What That Actually Mean[EB/OL]. [2021-11-15]. https://time.com/6116826/what-is-the-metaverse.

［6］　YANG D W, ZHOU J, SONG Y L, et al. Metaverse in medicine[J]. Clinical eHealth, 2022, 5: 39-43.

［7］　THUEMMLER C, BAI C X. Health 4.0: How virtualization and big data are revolutionizing healthcare[M]. Cham: Springer International Publishing, 2017.

［8］　BOURLAKIS M, PAPAGIANNIDIS S, LI F. Retail spatial evolution: paving the way from traditional to metaverse retailing[J]. Electronic commerce research, 2009, 9(1): 135-148.

［9］　CHANG S, PIERSON E, KOH P W, et al. Mobility network models of COVID-19 explain inequities and inform reopening[J]. Nature, 2021, 589(7840): 82-87.

［10］ SADOUGHI F, BEHMANESH A, SAYFOURI N. Internet of things in medicine: a systematic mapping study[J]. Journal of biomedical informatics, 2020, 103: 103383.

［11］ TACHAKRA S, WANG X H, ISTEPANIAN R S H, et al. Mobile e-health: the unwired evolution of telemedicine[J]. Telemedicine journal and e-health, 2003, 9(3): 247-257.

[12] HOU W H, AZIZIMANESH A, SEWAKET A, et al. Strain-based room-temperature non-volatile MoTe(2) ferroelectric phase change transistor[J]. Nature nanotechnology, 2019, 14(7): 668−673.

[13] NIEDERMAN M S, RICHELDI L, CHOTIRMALL S H, et al. Rising to the challenge of COVID−19: advice for pulmonary and critical care and an agenda for research[J]. American journal of respiratory and critical care medicine, 2020, 201(9): 1019−1022.

[14] MCGINNIS J M, FINEBERG H V, DZAU V J. Advancing the learning health system[J]. The New England Journal of Medicine, 2021, 385: 1−5.

[15] GRIEVES M W. Virtually Intelligent Product Systems: Digital and Physical Twins[M]//FLUMERFELT S, SCHWARTZ K G, MAVRIS D, et al. Complex Systems Engineering: Theory and Practice. [2019−01−01]. https://doi.org/10.2514/4.105654.

[16] SIM I. Mobile devices and health[J]. The New England Journal of Medicine, 2019, 381(10): 956−968.

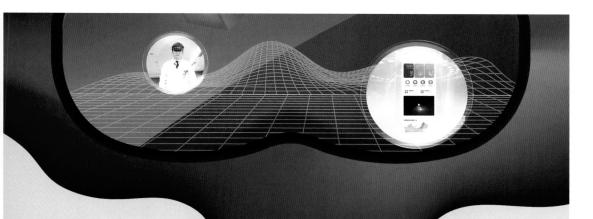

第三章

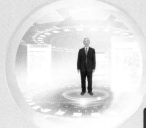

畅享元宇宙
医学未来

第一节　元宇宙医院

元医平台如何智惠众生？这是一项史无前例的工作，需要参考物联网医学经验和 AR、XR 等技术，重点解决顶层设计、制定标准、学术引领、科技创新、质量控制等问题，才能达到智能惠众，实现"元医治未病，大医惠众生"的愿景。这需要根据元宇宙医学定义和更新的概念，与时俱进地将"物联网三大基础流程和十大基本功能"与"元宇宙四层次结构和八大要素"凝炼为元宇宙医疗利器，再用以使"复杂问题简单化，简单问题数字化，数字问题程序化，程序问题体系化"，将其搭载到元医平台上发挥作用，如元宇宙医院（以下简称"元医院"）、元宇宙远程医疗中心和元宇宙健康管理中心。

在临床实践中，单纯的物联网技术无法全时空辅助名医指导基层医生的医疗、教育和科研工作。同时，由于缺乏全时空的实时质量控制和有效的指导，医疗上始终存在相当程度的手工业作坊式诊疗模式。元宇宙医学技术的出现，能解决人与计算机交流互动的问题，拓展虚实融合和虚实互动等功能，为解决这些问题奠定了基础。要想克服以往医疗模式的不足，可以尝试通过创建和实践元医院医疗来探索。那么，如何实践元宇宙医疗？

元医院是新的概念，目前还没有现成的模板，因此，我们只能考虑分步骤探索实践元宇宙医疗：（1）以专病为抓手建立元医院；（2）培养专病元宇宙医疗团队；（3）夯实物联网数字医疗基础；（4）试行元宇宙医疗。

1.1　以专病为抓手建立元医院

如何建立元医院？是建立综合元医院，还是专科医院？我认为均不是，而是建立专病元医院。那么，为什么要建立专病元医院？

（1）符合 4P 医学需求

由预见性（Predictive）、预防性（Preventive）、个体化（Personalized）

和参与性（Participatory）构成的 4P 医学，强调健康与疾病并重，主动预测、预防和早期干预。但是，任何医院都不能解决全部疾病或健康问题，只有从专病入手，才是一家医院力所能及的。

（2）塑造著名专家化身

世界上没有任何一位医疗专家的技术永远是全球或国内最好的，更不是永生的。但是，个别专家可在某一专病（如肺结节、急性呼吸窘迫综合征、阻塞性睡眠呼吸暂停、冠心病、糖尿病或某种肿瘤等）或者亚专病（如哮喘是一专病，其急性发作可称为亚专病）领域独占鳌头。因此，我们可以根据专家的程序化知识研发元医院专家的化身，不断将其更新（融合著名专家程序化知识）改进成为永生的专家，使之成为诊断和手术机器人化身或原型。

（3）彰显大医水平

尽管互联网医疗、物联网医疗体现出很多优势，但是仍然存在很多限制或不足。将物联网医学与 VR、AR 等技术融合可以随时随地进行会诊，开展沉浸式教育培训，并通过程序化知识体系做到教得好和学得会。

（4）实现惠众效益

对重大专病医疗实践卓有建树的专家，可通过元宇宙技术体现其独特的价值，便于带动与培养基层和一线医生做好强基层、广覆盖，实现元医院的"元医治未病，大医惠众生"的愿景。为达到这些目的，首先需要培养元医院的专病团队。

1.2 培养专病元宇宙医疗团队

1.2.1 以真实世界认可的名医团队为基础

在明确了建立专病元医院的意义后，自然就会产生第二个问题：如何选择合适的专病专家，研发其化身，体现其技术优势？在检索不到这方面的经验，也没有相应职能部门管理的前提下，对专病名医的真实世界要求只好参考各大学医院、国家或省级卫健委认可的知名专家的条件，起码应该是国内知名的各学科主任医师。其化身应该更高于此，最好是被国内外权威行业学会认可的有影响力的、牵头国内外相关共识指南制定的、坚持临床实践的专家。专病专家团队的一线医生和护士的化身也需要按照类似的要求设定和考核，可在专家化身的实践取得可行性经验后陆续开展，也可参考中国肺癌防治联盟和国际元宇宙医学协会启动的智能救治百万早期肺癌工程的计划，将医生分为"好医遵循证，工匠技更精，名医治未病，大医惠众生"4个级别，其化身的标准更为严格。

1.2.2　中国肺癌防治联盟分类医生标准

为提高评估肺结节中早期肺癌的敏感性和特异性，避免过度治疗和延误诊断，将肺癌患者10年存活率提高至90%以上，中国肺癌防治联盟和国际元宇宙医学协会启动的智能救治百万早期肺癌工程的计划中，将医生分为"好医""工匠""名医"和"大医"4个级别。

（1）"好医"遵循证

"好医"为"中国肺癌防治联盟AI辅助肺结节评估专家D类证书"获得者，需满足以下要求：① 初、中级医师参加中国肺癌防治联盟"肺癌早诊单病进修"的AI辅助肺结节评估专家抚育计划；② 熟练并严格遵循循证医学进行临床实践，再经"AI辅助肺结节评估级别考评标准规范化建设项目"评审合格者。

（2）"工匠"技更精

"工匠"为"中国肺癌防治联盟AI辅助肺结节评估专家C类证书"获得者，需满足以下要求：① 副高级及以上医师参加中国肺癌防治联盟"肺癌早诊单病进修"的AI辅助肺结节评估专家抚育计划，熟练并严格遵循循证医学进行临床实践，再经"AI辅助肺结节评估级别考评标准规范化建设项目"评审合格者；② 初、中级职称医师在获得"中国肺癌防治联盟AI辅助肺结节评估专家D类证书"后，在导师的指导下通过PNapp 5A两年内诊治肺结节病例2 000例次以上，用AI辅助评估病例达到25%，且符合质量标准。

（3）"名医"治未病

"名医"为"中国肺癌防治联盟AI辅助肺结节评估专家B类证书"获得者：① 获得"中国肺癌防治联盟AI辅助肺结节评估专家C类证书"满两年；② 其间每星期至少有一次肺结节专病或者特需门诊；③ 具有治未病水平，两年内通过PNapp 5A诊治肺结节病例2 000例次以上，用AI辅助评估病例达到敏感性99%以上、特异性95%以上；④ 中国肺癌防治联盟专家组制定相关共识执笔人之一；⑤ 经"AI辅助肺结节评估级别考评标准规范化建设项目"评审合格者。

（4）"大医"惠众生

"大医"为"中国肺癌防治联盟 AI 辅助肺结节评估专家 A 类证书"获得者：① 研发技术被广泛接受和推广，牵头共识指南制定；② 获得"中国肺癌防治联盟 AI 辅助肺结节评估专家 B 类证书"满两年；③ 其间每星期至少有一次肺结节专病或者特需门诊；④ 两年内通过 PNapp 5A 诊治肺结节病例 2 000 例次以上，用 AI 辅助评估病例达到敏感性 99% 以上、特异性 95% 以上；⑤ 经"AI 辅助肺结节评估级别考评标准规范化建设项目"评审合格者。

1.2.3　化身原型要高于专病名医的标准

为了使元医院专病名医的业务影响力可以永生，元医院的专病名医化身原型要高于"大医"的标准，最好是业界公认的专家，使其具有更长的生命力。除了上述要求外，其化身要达到"大医"90% 左右的同质化诊疗水平。这就需要化身学会或者掌握真实"大医"90% 左右的知识和临床技能，学会回答"大医"100 个以上的专病问题（符合国家标准或国际指南的标准答案）。这些问题的回答必须是按照"大医"牵头的国内外共识指南制定的，像天猫精灵那样有问必答，同时保证是较精准的回答。对于回答不了的问题，再由真实身份的医助或者初评医生回答，或者由真实的"大医"回答。这是真实身份无法全时空做到的，也是元宇宙医学的独门利器。

此外，我们还可参考中国肺癌防治联盟的更高要求，其中包括培养专病学员 100 名以上，在国内百家以上大学医院进行推广应用。如果某一种专病同时或者陆续出现其他达到"大医"标准者，建议"大医"的化身要将他们的程序性知识综合在一起，使化身成为永生的专家（融合著名专家程序化知识）的原型，以保证这一化身可以成为团队的永远领导者。

1.2.4　颠覆性彰显大医的教学和传承水平

元医院通过塑造大医化身，开展专病 4P 医疗，不但可以实现强基层、广覆盖的辐射作用，而且可以颠覆性彰显大医的教学和传承水平。要理解颠覆性的意义，首先需要了解目前教学和培养模式的不足。解决临床问题的能力需要学习能力好、认知能力好、临床思维能力好和心理医德能力好的医生。但是，医生中只有少数人能够符合这"四好"标准，而且目前的培养模式需要的周期很长。

如何解决这些问题，并使每个医生都能便捷地、同质化地、很快学得会和学得好？为提高医生的培养效率，需要陈述性和程序性知识的培养方法，我们可以从心理学角度将陈述性知识看成晶体智力，而程序性知识可认为是流体智力。临床思维属于流体智力，毫无疑问 AI 可以兼容二者，也可以使二者融会贯通。从工业化角度看，程序性知识可分为"自动化"与"可控制"两类。"自动化"程序性知识运作速度极快，无须有意影响且准确度惊人，但难以用语言表述，类似于我用 AI 评估肺结节良恶性。"可控制"程序性知识一般运行慢，可有意监控，需要利用认知资源和占用记忆空间。人们缜密思考的容量有限，难以同时使用多项可控的程序性知识。由于自动化程度不高，可用语言表述，类似于我作为研判专家核对 AI 评估结果，然后给他人讲解我做出的诊断和治疗方案。

在培养专病好医生的过程中，获得陈述性知识常常是学习程序性知识的基础，而后者又为前者的获取提供了支持，并实现融会贯通。在学习过程中，人们最初学习的都是陈述性知识，在大量练习之后程序性知识才具有了自动化的特点。这可以利用物联网，特别是元宇宙医学，通过"四化程序"淋漓尽致地表达出来，用其快速培养所有医生，大幅度降低学习压力和提高认知力，程序化提高同质化医疗水平。这将大大地颠覆我们目前的 CME 和师徒传承式培养人才模式，可以达到事半功倍的效果（见图3-1-1）。

1.3 夯实物联网数字医疗基础

1.3.1 制定物联网数字医疗共识指南

夯实物联网数字医疗基础，首先需要牵头制定行业的常规共识指南，然后在其基础上制定物联网或者互联网辅助的共识指南。在这些共识指南含有的物联网和数字医疗元素达到一定程度后，可以考虑进一步提升为物联网数字医疗的共识指南，但需要符合如下要求：（1）专病属于重大疾病；（2）牵头制定指南的专病专家是行业认可的领军人才；（3）制定共识

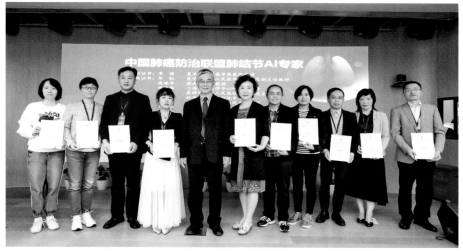

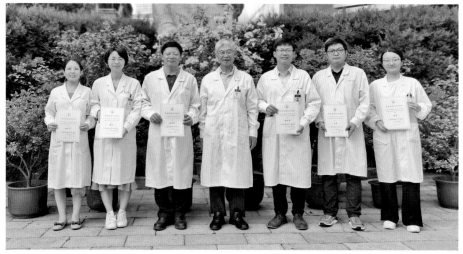

图 3-1-1　中国肺癌防治联盟颁发 AI 辅助肺结节评估培训证书

指南的专家必须包括相关领域的信息技术专家和元宇宙医学专家；（4）共识指南必须含有全面感知、可靠传输和智能处理的物联网三大基础流程技术；（5）可通过虚实融合和联动的技术执行共识指南；（6）可以提升基层医生或者一线医生的陈述性知识和程序性知识水平，增强二者之间的融合贯通能力；（7）有助于促进"好医"迅速成长为"工匠""名医"和"大医"；（8）可在"四化程序"中实践元宇宙医学，达到强基层、广覆盖的效果，进而产生明显的社会效益。

1.3.2 研发"四化程序",奠定元宇宙医疗基础

根据定义,元宇宙医学就是挂在 AR 或者 XR 眼镜上的物联网医学。我们已经有了物联网数字医学,在研发出"四化程序"(如评估肺结节良恶性的 PNapp 5A)后,可以将其挂在 AR 或者 XR 眼镜上,通过虚实互动实践元宇宙医学。

但是,因为设计这种引擎的专业性较强,且属于行业交叉的融合技术,设计和研发均有一定难度。如果不知道如何将其升级并融合到元宇宙医疗中,可以请求 IAMM 协会帮助。IAMM 协会会联系相应的专家,辅助这方面的设计,并支持这一专病的专家来牵头相应的物联网数字医疗共识指南的制定,最后实践元宇宙医疗。以肺结节专病为例,我从 2012 年牵头研发含有 AI 辅助评估肺结节的"三加二式诊断法"应用程序,其后拓展为 5A(PNapp 5A)应用程序,可以作为元宇宙医学的引擎。此外,我把在 2014 年为牵头人制定的首个《肺结节诊治中国专家共识》,以及后来的中国首个及再版肺结节诊治中国专家共识均融合在该 5A 应用程序中。

基于这些基础,我在 2018 年又启动了研发 BRM 一体机的工作,即元宇宙医疗的原型机。BRM 一体机通过挂在 AR 眼镜上的"5A 引擎"PNapp 5A,实践将虚拟世界拉入现实世界并进行互动的元宇宙医学(见图 3-1-2)。虽然当时因虚实互动不够流畅,还没有完全用到临床上,但是现在这一问题已经基本得到解决,预计不久后即可流畅地支持虚实融合和人机联动的肺结节评估工作。

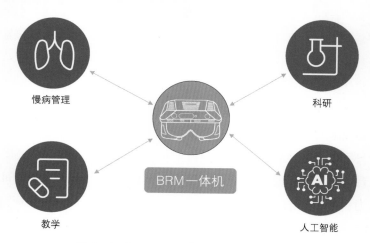

图 3-1-2　BRM 一体机助力元宇宙医疗

1.3.3 建立元医院服务平台

具备上述条件后，即可考虑建立元医院服务平台，包括创建或改建辅助部门及支持系统，以及选择重大专病试行元宇宙医疗。

重大专病通常是指负担较重或者对健康造成重大危害的疾病。我们已经牵头制定了国家和国际的共识指南或标准，得到了比较广泛的认可和应用，证明了其有效性。同时，我们研发的"四化程序"可以挂到 AR 或 XR 眼镜上，完成从物联网到元宇宙医疗的突破。此外，我们也可以成立专业联盟，培训基层医生迅速提高陈述性知识的水平，同时提高程序性知识的融会贯通能力，助力更多医生成为"好医""工匠""名医"和"大医"（见图 3-1-3）。

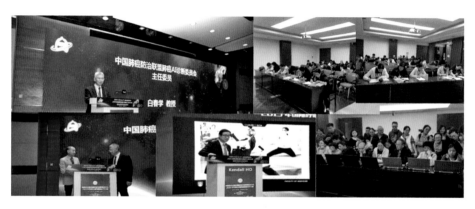

图 3-1-3 中国肺癌防治联盟 AI 辅助肺癌早诊委员会成立

1.4 元宇宙医疗管理及设备

1.4.1 元医院管理部门

为实践元宇宙医疗，元医院需要设立管理部门（针对新建立的元医院）或者在原有医院设立附加管理部门，主要为元宇宙医疗医务处，其他部门根据发展可拓展为元宇宙医疗门诊部、元宇宙医疗住院处，甚至元宇宙医疗健康管理中心等。业务包括门诊、病房（可设家庭病房）、会诊和远程会诊等。远程会诊包括：（1）交互式远程会诊，支持会诊专家与申请医生、用户或患者间的实时交互式元宇宙会诊；（2）离线式远程会诊，支持会诊专家与申请医生间的非实时离线式元宇宙远程会诊，并编写和发布会诊报告。

1.4.2 元宇宙医疗数据中心

元宇宙医疗数据中心是指有元医院特点的职能部门,包括:(1)元数据集中和存储管理,为远程医疗、教育系统、远程数字资源共享系统等提供数据挖掘和分析支持,可以在原来互联网基础上逐步拓展、创建或改建;(2)元通信网络,在原来基础上拓展为有元医院特点的专网,包括会诊管理、病历资料采集、专病诊断、监护、教育培训、数字资源共享、双向转诊及预约等子系统;(3)元软件,按照国家卫生健康行政管理的技术方案要求,参考元医院特点设计开发软件;(4)元医云,可以租用或自建,因为元医云可以是共享的,但是需要支持"云+端"元宇宙医疗模式(见图3-1-4)。

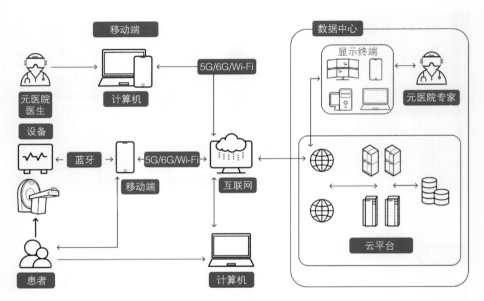

图3-1-4 "云+端"元宇宙医疗模式

1.4.3 "端"用户设备

端用户设备主要是指必需的 AR 或 XR 头戴设备、手柄和传感器。随着各类头戴设备的不断更新迭代,越来越多的一体化(如 BRM 一体机)、无绳化、轻便化的设备陆续出现,佩戴舒适度和易操作性也得到了不断改善。但是,新的设备虽然改善了活动空间受限的状况,其计算能力却受到了限制。为解决这些问题,我们要求下一代设备可以将计算和渲染等功能转移到元医云来完成，由边缘云和雾计算来支撑。如此，头戴设备需要的本地计算能力将大大减少。同时，随着 5G 的普及，头戴设备的清晰度和流畅度等也会得到明显的改善。鉴于医疗和大健康对于数据处理、图像渲染的要求高，需要更强的局域计算能力。一体机随着芯片、电池的进步，凭借轻便、限制较少等特点会进一步受到行业用户的重视。

1.4.4　病历资料采集系统

病历资料采集系统可在原有基础上拓展如下功能：（1）模拟信号处理，通过扫描，将患者胶片、纸质病历、化验单、图文报告等转为数字化数据，并支持扫描文件的传输、存储和查阅；（2）数字信号处理，系统支持借助医学数字成像和通信（Digital Imaging and Communications in Medicine，DICOM）网关从有 DICOM 3.0 接口的影像设备中获取用户或患者的影像资料，也支持自 PACS 图文工作站导入 DICOM 3.0 影像，还支持与电子健康档案、电子病历、数据中心等系统间实现互联互通；（3）实时生命体征信号处理，系统支持床边呼吸机、监护仪等生命体征数据的实时采集与传输，实现对患者进行 24 小时不间断的连续、动态观察。

1.4.5　远程专病诊断系统

远程专病诊断系统应支持具有元医院特点的影像、心电和病理等远程诊断功能。其中，远程影像诊断支持从标准 DICOM 3.0 接口的影像设备或 PACS 系统中获取用户或患者的影像资料，并进行存储、再现以及相应的后处理。建立基于 DICOM 3.0 协议、浏览器 / 服务器（B/S）架构、基于 Web 浏览方式的远程放射会诊系统，能够支持影像资料的后处理、关键图标注、保存，支持影像会诊报告的书写、发布，支持报告模板功能，支持远程影像会诊过程中多方进行医学影像（含静态和动态）的实时交互式操作，支持元宇宙远程会诊专家在任意位置通过互联网安全认证后，进行远程影像会诊。远程心电诊断支持从数字心电图机采集心电图信息，并进行无损的数据传输、存储和再现。远程心电诊断能够将基层医院的静态心电图数据传送给上级医院的会诊专家，支持专家对心电图的判读、打印，支持报告的书写、发布。12 导数字心电图支持通过互联网（Internet）、通用分组无线服务（GPRS）、电话线等方式传输心电图数据，数字心电图数据可存储为 XML、DICOM 等通用数据格式。12 导数字心电图支持不同病例及历史资料的分析、对比，有条件的上下级医院可建立科室对科室的诊断服务关系。

1.4.6　远程教育培训系统

远程教育培训系统支持具有元医院特点的教育实时交互和课件点播，以及虚实互动的培训模式。实时交互培训时，应保证授课专家（或化身）音视频与课件同步播放。远程教育培训系统支持培训参与方进行实时交互，支持对培训过程进行录像，并保存为通用文件格式存储在元宇宙医学中心，支持进行流媒体课件的制作、整理、归类。实时交互培训应支持远程手术观摩、远程护理示教及远程教学查房等，支持课件点播服务，具备新增、删除、上传、查询等课件管理功能。

1.5　试行元宇宙医疗

与常规医疗模式不同，为提高服务效率，在元医院、元门诊、元健康管理中心就医或保健时，医患均需要数字化，根据需要通过化身与真人互动，按照"5A 引擎"的元宇宙医学流程评估和诊断，按照元医院流程治疗（见图 3-1-5）。

1.5.1　建立元宇宙身份

数字化身的作用是方便用户就诊和保护隐私，方便专家团队全时空工作（见图 3-1-6）。专家团队化身的要求参考第三章"1.2.2 中国肺癌防治联盟分类医生标准"和"1.2.3 化身原型要高于专病名医的标准"。

1.5.2　按照元宇宙医疗流程诊断和鉴别诊断

在元医院就诊时，先要预约挂号，与常规医疗模式不同的是，元医院以线上挂号为主。服务预约和挂号的工作人员也有虚实身份，并由真实身份的工作人员进行核对。

以肺结节评估为例，根据"5A 引擎"流程需要，管理员会请用户上传诊断和鉴别诊断所需要的临床信息，即所谓的 1A（询问病史）。例如，在

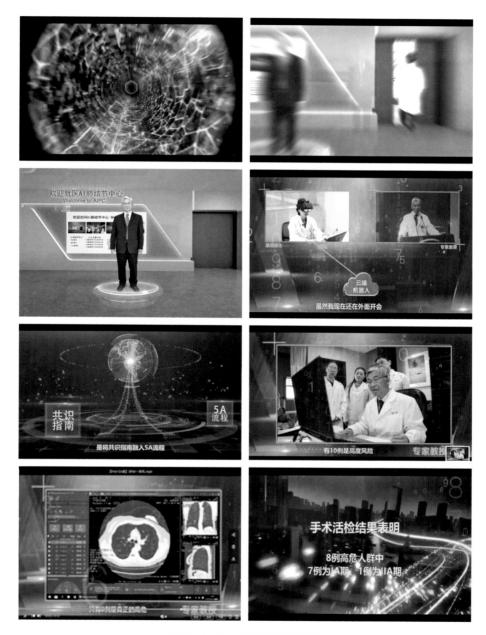

图 3-1-5 元医院诊疗流程

评估肺结节时，需要录入吸烟史、肿瘤家族史、职业粉尘接触史和慢阻肺病史等。接下来就是 2A（检查评估）流程，提供检查结果，如应用影像学评估肺结节外观、内涵、良恶性特点和随访变化。元医院安排就诊时间后

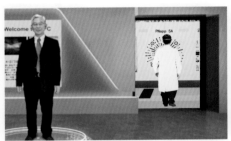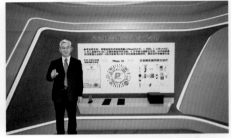

图 3-1-6　元医院专家数字化身

会进行元门诊初评，即所谓的 3A（建议）。初评医生提出诊断和鉴别诊断建议，如完善肿瘤标志物、真菌和结核等常规检查，以及 AI、循环异常细胞（CAC）、PET 等个体化检查，供患者或家属选择。接下来是初评医生进行研判，即 4A（安排），初评医生依据临床信息和检查结果提出初步评估或诊断意见，同时请资深专家（研判医生）会诊，给出评估和诊断最终意见。此外，还应根据 5A（辅助）制定术后以及出院后的随访管理方案。

1.5.3　按照元宇宙医疗流程诊疗

对于明确诊断者，先由初评医生提出初步治疗方案，再由研判医生确定方案，综合初评医生的方案，并与用户讨论和制定治疗方案或随访方案。单纯药物治疗可以在线上解决，需要线下治疗或者手术的，则安排到实体医院就医。对于未明确诊断者，由研判医生综合初评医生意见和用户要求，讨论和制定试验治疗方案或者随访方案。如需随访，应定好安全时间窗、随访方法和保障措施。

以肺结节为例，肺癌在得到早期诊断后 10 年存活率可达 90% 以上，而延误诊断后 5 年存活率不足 20%。但是，目前 AI 还仅仅是辅助工具，存在假阳性和假阴性等问题，不能作为最终诊断。因此，需要专家依据其临床经验核片，才有望发现肺结节中隐藏的早期肺癌。这需要以下几方面要素：一靠物联网医学技术，二靠专家经验，三靠人机 MDT 交流对话，四靠初评和研判二流程（见图 3-1-7）。只有有机融入初评与研判流程，才能立体改善难定性肺结节的诊治水平。

人机 MDT 会诊时，重要的是应用 AI 系统协助专家"更重内涵"地精准评估肺结节，尽管"分叶、毛刺和胸膜凹陷征"是恶性病灶的特点，

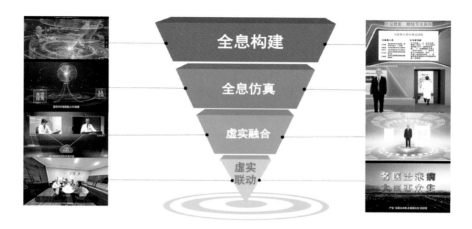

图 3-1-7　肺结节评估人机 MDT 及初评和研判二流程

但是在难定性肺结节中也会见到这些特点。因此，需要 AI 深度挖掘其特征，协助专家鉴别诊断。人机 MDT 的另一优势是提醒专家纠错和进行精准管理。

1.5.4　基于专病配置就诊设备和服务团队

更好地实践元宇宙医学，需要基于"大医"服务的专病配置就诊设备和服务团队，设备为融合"5A 引擎"的人机接口设备（AR 或 XR 眼镜）。与以往医疗模式不同的是，医疗服务团队需要基于如何高质量做好专病诊疗而设定。因此，团队人员需要有真实和数字化身的初评医生、医生助理、护士和管理员，他们需要熟练地掌握专病的诊疗流程及各自需要发挥的功能。为此，服务团队需要认真学习和掌握专病的国内外共识指南，特别是"大医"牵头的诊疗常规，通过"5A 引擎"贯穿诊疗全流程。

1.6 展望元宇宙医疗

虽然目前还没有伦理学讨论元宇宙医疗这一新生模式，但是我们预测其很快会受到关注。我们可以参考物联网医疗的经验，及早解决潜在的问题。例如，美国心理学会发表了一份关于通过电话、电话会议和互联网服务的声明。该声明规定，相关人员必须采取合理措施，确保其工作能力，并保护患者、客户、学生和研究参与者免受伤害。英国也提出在应用互联网和其他媒体方面，医生和医学生有道德和法律义务保护用户或患者。

美国食品药品监督管理局（FDA）将其监管、监督重点放在移动医疗应用程序的子集上，以保证其起作用。鉴于移动健康应用程序和设备提供健康、健身和饮食等方面的建议，并不断测量和收集生命体征，需要接受社会、行为和法律监督。然而，目前缺乏对健康和社会照护的虚拟环境的管理以保证适当级别的安全和隐私，也缺乏证据表明 App 对提高依从性或临床相关结果的重要性。使用时，这些设备可以被视为授权和有风险。各国均在实现二者之间的平衡方面致力于保护安全和隐私，特别是在跨境数据传输方面。

虚拟环境中的另一个重要挑战是人类的建模能力。广泛的人为因素，如知觉、认知和社会问题在虚拟医疗环境的设计中必须加以考虑，虚拟环境中对信任的个人评估不同于面对面互动。

参考文献

［1］ 白春学，李为民，陈良安.早期肺癌［M］.北京：人民卫生出版社，2018.

［2］ 白春学.肺结节"三加二式诊断法"［J］.国际呼吸杂志，2013，33（6）：401-402.

［3］ 中华医学会呼吸病学分会肺癌学组，中国肺癌防治联盟专家组.肺部结节诊治中国专家共识［J］.中华结核和呼吸杂志，2015，38（4）：249-254.

［4］ 中华医学会呼吸病学分会肺癌学组，中国肺癌防治联盟专家组.肺结节诊治中国专家共识（2018年版）［J］.中华结核和呼吸杂志，2018，41（10）：763-771.

［5］ 白春学.肺癌防治策略与预测和诊断技术研究进展及展望［J］.国际呼吸杂志，2019，39（9）：641-648.

［6］ 中国肺癌防治联盟，中华医学会呼吸病学分会肺癌学组，中国医师协会呼吸医师分会肺癌工作委员会.肺癌筛查与管理中国专家共识［J］.国际呼吸杂志，2019，39（21）：1604-1615.

［7］ 杨达伟，童琳，Charles A. Powell，等.难定性肺结节［J］.国际呼吸杂志，2022，42（1）：1-4.

［8］ 中国物联网辅助评估管理肺结节专家组.物联网辅助评估管理肺结节中国专家共识［J］.国际呼吸杂志，2022，42（1）：5-12.

［9］ 白春学.实用物联网医学［M］.北京：人民卫生出版社，2014.

[10] 白春学，赵建龙．物联网医学［M］．北京：科学出版社，2016.

[11] 白春学．改变社区和专科医师服务模式的技术平台——物联网医学的深层次作用［J］．国际呼吸杂志，2014，34（12）：881-882.

[12] 白春学．五步法物联网医学——分级诊疗的技术平台［J］．国际呼吸杂志，2015，35（8）：561-562.

[13] BAI C, CHOI C M, CHU C M, et al. Evaluation of pulmonary nodules: clinical practice consensus guidelines for Asia[J]. Chest, 2016, 150(4): 877-893.

[14] THUEMMLER C, BAI C X. Health 4.0: How virtualization and big data are revolutionizing healthcare[M]. Cham: Springer International Publishing, 2017.

[15] CHAVANNES N H, BAI C X. Welcome to the new era of metaverse in medicine[J]. Clinical eHealth, 2022, 5: 37-38.

[16] YANG D W, ZHOU J, CHEN R C, et al. Expert consensus on the metaverse in medicine[J]. Clinical eHealth, 2022, 5: 1-9.

[17] YANG D W, LI K C, CHUA D M W, et al. Application of Internet of Things in Chronic Respiratory Disease Prevention, Diagnosis, Treatment and Management[J]. Clinical eHealth, 2022, 5: 10-16.

第二节　元宇宙健康管理

健康是文明社会的必然要求，《"健康中国2030"规划纲要》提出，落实健康优先、改革创新、科学发展、公平公正原则，推动大健康发展，缩小城乡、地区、人群间健康服务和健康水平的差异。目前，我国亟待解决3个方面的问题：（1）慢性病发病率还是只增不减，每年参加体检的人数不足总人口的5%，更难参加健康管理；（2）健康管理成本居高不下，少部分人主动参与体检，但多数人还是认为体检是不需要或不值得的；（3）缺乏成熟的大众化健康管理模式，如针对高端收入人群的健康管理模式，针对普通大众、以体检服务为主的健康管理模式，以及向患者提供健康跟踪的干预服务模式。这3种健康管理模式要么代价太大，要么不是真正意义上的健康管理。

元宇宙医学大健康（以下简称"元健康"）的出现恰逢其时，可以应用于对个体和群体健康状况及其影响因素进行全面检测、评估，提供有效干预和连续跟踪服务。这将有助于健康教育，提高自我管理意识和水平，并虚实互动地干预与生活方式相关的健康危险因素，能以最小的投入获取最大的"物有所值"的健康效益。

2.1　三级预防的概念

要做好大健康或健康管理，预防是最重要的。预防分为三级，分别指在病前（易感期）、病中（发病前期）和病后（发病期和转归期）各阶段采取相应预防措施。一级预防（Primary Prevention）又称病因预防，是针对致病因素（生物、心理、社会等因素）采取的根本性预防措施。二级预防（Secondary Prevention）又称"三早预防"，即早发现、早诊断和早治疗。三级预防（Tertiary Prevention）又称临床预防，指有效管理明确诊断的患者，防止病情恶化，促使功能恢复，使之能参加社会活动并延长寿命。

健康管理的中心任务是做好预防医学与临床医学中间的桥梁工作，特别是做好一级预防的后阶段和二级预防的前阶段工作。在三级预防中，一级、二级预防对大健康很重要。一级预防的宏观性措施需要从全球性预防战略和政府层面的策略考虑，建立和健全社会、经济、文化等各方面措施，以避免疾病发生。例如，通过减少大气、土壤、作物、水源、食品等污染，进而减少对人的危害。对健康管理中心来说，在一级预防中发挥作用的是针对体检者的措施，如健康教育，提高健康意识和自我管理能力，自觉采取有益于健康的行为和生活方式。

2.2 二级预防的难点及解决方法

目前，难度最大的工作是二级预防，即疾病的早发现、早诊断和早治疗。最佳的管理目标是降低发病率、患病率，促使病变逆转，控制或延缓疾病发展，缩短病程或防止转为慢性病及病原携带状态。其中，早发现和早诊断更重要，是早治疗的基础。对传染病来讲，早发现才能早隔离、早报告及采取相应的防控措施。对肿瘤来讲，早发现和早诊断同样重要，这需要普查、定期检查高危人群。在现代的健康管理中心和体检中心，筛查并不是一个难题，但存在的难点是如何精准地进行早诊断。由于二级预防通常没有名医和大医，因此常常不能精准地解读现代化设备查出的结果。

另一个问题是，即使是大医院的名医也不能对所有体检结果都做出同质化的精准解读。例如，所有体检中心或者健康管理中心均可用 CT 筛查查出肺结节，也会推荐他们去大医院做进一步的诊断。但是，由于精准诊疗技术无法普及到所有医院，很多医院还存在传统的手工业作坊式诊疗模式，容易出现过度治疗和延误诊断的情况（见图 3-2-1）。中国肺癌防治联盟调查了 33 家医院从 2015 年到 2019 年的早期肺癌的诊治现状。结果发现，肺结节手术量大幅度增加，说明这些医院早期肺癌的早发现、早诊断工作做得越来越好，有助于将目前的肺癌 5 年存活率大幅度提升，因为早期肺癌的 10 年存活率可以达到 90% 以上。

但是，同时我们也发现了第二个问题，即存在一定程度的过度治疗。过度治疗是指良性病因的肺结节被怀疑为肺癌而做了手术。其原因是诊断的特异性不够，不但一般医院会发生这种情况，一些著名的大医院的

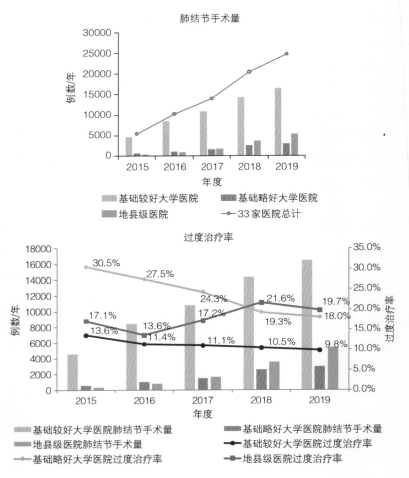

图 3-2-1　中国肺癌防治联盟调查的早期肺癌诊治现状

医生对小结节（10 mm 之内）的早期肺癌诊断也经验不足，而误将良性病变当做肿瘤做手术。这在一般的医院中，特别是地市级和县级医院中更加常见。要想解决这一问题，单纯通过送出去培训进修甚至会诊是不能解决问题的。我们可以通过元宇宙"云＋端"会诊模式，或者师徒传承模式来解决这一问题。体检中心发现肺结节之后，不是马上把患者送到任何一家大医院去接受手术，而是送到元宇宙健康管理中心，请其中兼职的全国名医和大医评估，同时也可以通过元宇宙的师徒传承模式，提高同质化诊疗水平，增加诊断早期肺癌的敏感性和特异性，进而减少过度治疗。

元宇宙医学的诞生恰逢其时。我们可以应用元宇宙医学技术和平台，建立以专病大医为基础、健康管理中心为"端"用户的"云＋端"元健康管理平台，可避免管理中心无法精准解读体检报告、无法对患者进行精准管理等问题。如果充分用好这一模式，就可以取得任何一家大医院都无法做到的效果。原因是所有大医院均是依靠自己医院编制的专家开展诊疗工作，但是，没有任何一家医院可以将全中国或全世界最好的专家都请到他们医院。因此，该医院解决问题的能力一定不是国内最高水平，也谈不到国际最高水平。元健康管理平台可以无编制地集中全中国甚至全世界最好的专家开展虚实互动的"云＋端"医疗和健康管理服务，同样可以赋能健康管理中心，为所有患者解决问题（见图 3-2-2），达到世界卫生组织所要求的 4P 医疗水平。

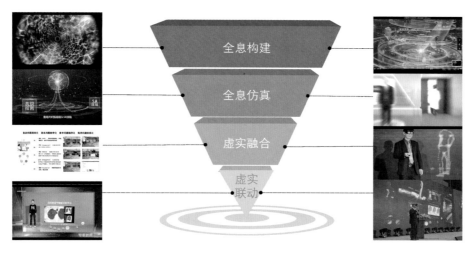

图 3-2-2　"云＋端"元健康管理中心

2.3 元健康的智慧管理方案

全球网络的互联可使用户或患者的数据及健康信息都能够跨平台共享。智能设备、智能手机和无线传感器可相互连接，并可创建适用的关键功能为用户或患者提供服务。这为智慧健康照护专业人员奠定了更好服务用户的基础，无论他们身在何处，均可以提高用户或患者的治疗效果。随着使用云计算的归档和交换的进步，几乎所有人类活动都可以在更大的范围内被捕获、访问和分析。虚拟化医院或健康管理中心的环境也可以改善用户或患者的体验。

与其他管理模式相比，为用户或患者提供智慧技能和知识可增强其自我管理的能力，这不仅对个人有益，还会增加社会效益。与传统在医院和住宅环境中提供照护的模式相比，虚拟化智慧健康可赋能用户或患者改变他们控制自己健康的方式和效果。在此基础上采用更新的元健康技术，将可以提高其现有的技能和知识，更好地改善他们的健康。但是，元健康的推广还需要准备工作，因为元宇宙医学刚刚被提出，其重要基石之一的"数字健康"也刚被提出不久。

为了提高和可持续发展智慧健康的能力建设，应该设计和部署元宇宙医疗保健技术，以增加大众接受和采用这些技术的可能性。虚拟化的智慧保健反过来会增加人们的自我管理能力，增强他们的知识和技能，帮助他们成为自身医疗保健的积极合作伙伴，并改善健康结果。

现有的卫生保健和传统的照护方式已经不能满足人们对健康越来越高的要求。为此，通过虚拟化照护辅助智慧健康是应对这些挑战的利器。同样，智慧健康的支持能力建设可以帮助人们获得相关知识和技能，采取和使用元健康管理技术进行自我管理和预防疾病势在必行。用户或患者与医疗保健提供者之间的关系将转变为以用户或患者为中心的整体照护。智慧健康提供者在健康管理中心层面的功能应侧重于确保在正确的岗位上提供安全、有效和可靠的智慧健康管理服务。智慧健康专业人员培训方案有助于提高能力建设和为虚拟化医疗保健的发展提供有利的环境技术。

应用人工智能可以帮助解决无机会接受服务或服务不足人群的问题。随着技术和人工智能的进步，用户或患者将随时接受远程照护，无须亲自去看医生。虚拟世界将提供比电子邮件更广泛的工具，包括构建新的自定义环境，创建数字化身，与他人互动而不透露个人的真实身份，人与人之间的沟通可更加紧密，类似于面对面的互动。年龄和教育程度等个体特征的变量将影响互联网接入健康信息的程度。与年轻人相比，老年人的体重、饮食或锻炼习惯可能更易于跟踪。麦肯锡公司进行的一项调查显示，英国、德国和新加坡 50 岁以上的用户或患者希望使用智慧健康医疗保健服务，但更喜欢传统的数字渠道，如网站和电子邮件。

虚拟化智慧健康照护更易于帮助医疗保健行业提高效率，降低医疗保健成本。例如，远程咨询和 3D 生物打印可在改善医疗保健的同时，降低不断上涨的成本，同时保持服务质量。使用组织和器官的 3D 生物打印进行研究，易于提高发现药物和辅助毒理学研究的效率。智慧健康虚拟照护将交付给难以得到服务或服务不足的人群，如社会经济地位低或生活在农村地区的用户，利用信息技术使医疗保健服务变得更加实惠。远程医疗的使用已被证明可以弥补那些由于地理或社会经济条件等因素限制而导致的医疗资源不足，便于医生帮助那些很难获得帮助的人。

元健康技术具有更多的潜力去帮助用户或患者提高他们自我管理健康的水平，其中包括获得必要的技能、知识、机会和资源，以便提高效率。元健康技术还可以协助以下方面的评估：初步评估用户或患者对健康状况的了解和自我管理水平；确定目标行为，以便改变或加强；利用医疗和社区资源；确定和更新或改变健康目标；应付恐惧和抑郁等负面情绪；服用药物；监测，包括学习解释疾病及其变化；需要解决的问题；加强和继续教育。基于这些评估，可以做好后续管理工作。

2.4　智慧健康现状的回顾

智慧健康设备应用程序将提供个性化而不是通用的体验，并可以根据个人要求和条件进行调整，这也符合 4P 医学要求。鉴于医疗保健专业人员短缺，元宇宙医疗保健的能力建设应该侧重于改善访问和解决容量短缺问题，如向农村和服务不足的社区提供信息和培训。这可通过促进能力建设的 4 个因素来实现，即个人特征、信任、动机和联系。个人特征，如年龄、性别和社会经济地位，可能会影响数字化医疗保健技术的接受和采用。随着对技术的依赖性越来越高，数字化普及的虚拟化元健康将更有利于增加用户的信任和需求。

用户对未来元健康保健技术的接受程度将取决于动机和程度，需要根据预期受益目标而变化，成本和风险及新技术可能会对此产生重大影响。已往研究表明，在管理健康方面，互联网会起到补充作用。当朋友或家人有问题时，多数成年人喜欢寻求专业人士的帮助。大多数的互动发生在线下，只有 5% 的成年人接收在线信息，13% 的人与朋友进行了在线联系，5% 的人在线与其他用户或患者有所互动。尽管互联网是重要的健康赋权工具，但是欧洲用户认为与医生和护士的直接互动更重要，26% 的参与者完全信任医疗卫生健康管理中心，只有 4% 的参与者信任在线公司。建立患者与专业人员之间负责任的伙伴关系和赋能实力，是以用户为中心的整体照护的发展方向。个人的知识水平与所使用的技术会影响元健康的参与程度。一些老年人忧心忡忡，是因为不熟悉新技术而不愿接受远程医疗，应积极鼓励老年人和残疾人通过人机交互参与数字健康，减少与年龄相关的参与障碍。

2.5 加速发展的可能

医疗保健消费者来自不同的利益相关群体，包括用户或患者、照护人员、医疗和保健专业人员及制药公司。要加速发展元健康，我们就要了解各个方面的需求，如关心消费者的行为，他们想要什么以及他们如何使用产品和服务。这也需要通过心理学分析，了解利益相关群体的文化需求，以便设计适当的智慧健康产品、服务模式及干预措施。

这需要采取协调一致的办法，在生态系统中创造有利条件，影响和支持元健康技术及解决方案的采用。在医院环境中，元健康需要考虑用户的需求和偏好，并分析产品对生活和工作的影响。元健康要以人为本，而不是以技术为中心，初始就设计从照护技术起步的模式，将更有可能增加变革能力。此外，开发元宇宙医疗保健技术可参考智慧健康 4.0，元宇宙医疗保健技术的开发反过来又可用于鼓励接受和采用新技术，以便促进行为改变和改善健康结果。

在社会层面，医疗保健系统需要政策支持来实现受监管和可信赖。政策应该支持照护的虚拟化，以利于同质化、低成本地改善人们健康和生活质量。制定国家政策和标准是政府可以提供帮助的一些机制，为虚拟化医疗保健技术的发展提供便利的环境。政府卫生部门的参与可为可持续的规划和发展作出高水平贡献。用户或患者应该积极与医疗保健提供者互动，政府和健康管理中心可以使用大数据识别生活方式的模式以促进行为改变。此外，研究机构和制药公司的研究人员可以挖掘大数据，设计对特定人群最有效的预防性治疗方法。保险公司可以使用大数据更详细地分析保险风险，提高保单索赔估值的准确性，以及设计定制产品。

未来，对元健康的设计、采用和使用具有重要影响的解决方案是人机界面。在设计和实施中缺乏用户参与，是数字健康采用的主要障碍，属于"立地不顶天"的操作。接口必须适应每个设备和应用程序，且满足用户需求。设计应以用户需求为驱动，侧重用户动机、数字素养程度、信号类型、不同的文化模式（如使用多种语言）、多样性和包容性（如老年人、受教育程度较低的人或贫困人口）（见图3-2-3）。人机界面指南建议应用开发者专注于提升功能，并尊重用户的需求，提供清晰且易于交互的内容，并使用可视图层和逼真的动作来帮助用户理解。

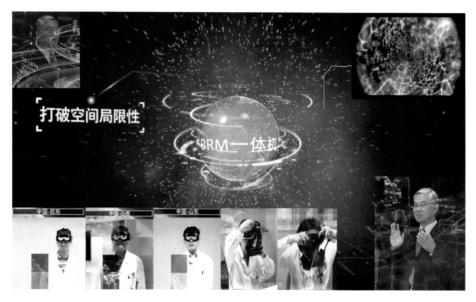

图3-2-3 元宇宙医学可赋能强基层、广覆盖的大健康

如果智慧健康专业人员不理解数字健康，就不可能积极使用移动医疗设备或元宇宙医疗保健技术。因此，需要保健专业人士生活在数字健康背景下，将其视为一种重要的工具而不是新奇事物。这涉及共享知识和资源的协作过程和经验，用户或患者和照护人员的丰富知识和经验必须由研究人员发现。医疗保健设备连接的未来模式，不仅需要保健研究人员能够与医生建立联系，还应该促进研究人员、用户或患者与他们的照顾者建立联系。例如，电子健康记录系统的重点主要是支持临床决策。这也可以重新设计，以鼓励医疗保健专业人员、研究人员、用户或患者与照护人员联系。这涉及加强社会网络的影响，促进大而密集的分层社

交网络的"健康增强作用"。这还需要元健康专业人员、正式和非正式照护人员与其用户或患者可以更好地合作，与用户或患者之间的互动可拓展为一种社会赋权形式，使他们能够分享并与其他有类似疾病的患者积极讨论。

引进元健康技术支持保健和自我管理疾病，需要在习惯、工作实践和沟通方面做出重大改变。个人采用新技术时会受心理影响，诸如需要感知有用性、易用性、有意识和无意识等因素，以及进行动机、兼容性、成本效益比较等。如前所述，个人采用和技术的持续使用的变化，还受生物或个体差异因素（如年龄和性别）、文化因素（如种族和民族）和社会人口变量（如教育、职业和收入）的影响。采用的社会因素和新技术的使用，包括主观规范、自愿性和形象等。

2.6 元健康管理中心设计

2.6.1 建立元健康特色服务流程

（1）建立元宇宙身份

与常规模式不同，在元健康服务中需要建立元宇宙身份。医生、管理人员、用户或患者都需要数字化身。由于健康和生命安全的特殊性，人们不能以简单的元宇宙身份出现，需要有与之相匹配的真实身份，目的是当真实身份无法做到全时空时，就由数字化身代替服务，提高服务效率。但是，最后需要真实身份核对最终报告，这是元健康的独门利器。

（2）按照元健康流程管理

第一步，与所有的健康管理中心相同，患者要先预约挂号，不同的是元健康管理中心以线上挂号为主。服务预约和挂号的工作人员也有虚实身份，并由真实身份的工作人员进行核对。第二步，根据"5A引擎"（见图3-2-4）流程，管理员请用户上传所需要1A和2A的信息。第三步，安排体检时间。第四步，元健康中心初评，包括以下环节：① 1A询问（Ask），医生需要询问危险因素接触史、肿瘤、慢阻肺、肺结节等病史和家族史；② 2A评估（Assessment），完善安排的体检计划中的体检项目；③ 3A建议（Advice），初评医生根据1A和2A结果，提出进一步检查建议，特别是鉴别诊断和个体要求的针对性检查项目。如果发现检查结果异常，健康管理医生可依据临床信息和检查结果提出初步评估意见，同时请资深专家会诊，给出评估和最终意见。此外，还应根据质量控制，制定随访或管理方案。第五步，研判，包括以下环节：① 4A 安排（Arrangement），如果发现检查结果异常，初评医生可依据临床信息和检查结果提出初步评估意见，同时请资深专家会诊，给出评估和最终意见。此外，还应根据质量控制原则，制定随访或管理方案；② 5A 辅助（Assistance）：物联网辅助质控、咨询、随访管理。

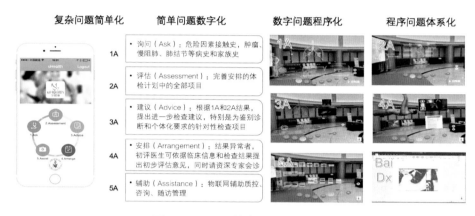

图 3-2-4　元健康 5A 管理程序

（3）提升健康教育水平

目前，健康教育存在的问题主要有：对健康教育认识不足、知识缺乏、难以充分利用有效时间、缺乏有效沟通交流的技巧和方法。对应地，可以解决问题和改善效率的对策包括：提高认识、加强管理、完善健康教育制度；转变观念，推动"以用户为中心"的健康理念；加强健康教育知识与技能培训；加强健康教育交流技巧训练，提高水平；优化教育内容，开展形式多样的教育方法；选择有利时机进行教育并注意效果；开展随访工作，把健康教育向社会延伸。

2.6.2　根据基础打造服务特色

（1）基于常见专病打造特色

如何应用元健康概念拓展管理水平？可基于各管理中心的常见专病，通过 IAMM 联袂大医打造通过"5A 引擎"，联动 XR 技术开展"小线下、大线上，小人工、大智能，小综合、大专病，小被动、大主动"的元健康工作。可联袂国内外名医，形成以专病为中心的专病元健康管理模式（见图3-2-5）。目前，健康管理存在慢性病发病率增加、健康管理成本居高不下、缺乏成熟的大众化健康管理模式等问题。其中，最重要的是缺乏解决问题、让人感受到"物有所值"的结果。元宇宙医学应运而生，我们可以基于大医的专病基础，配置就诊设备和服务团队，开展惠及众生的元健康工作，颠覆以往的医疗服务模式。通过IAMM组成大医"云+端"指导管理专病，其获益程度将超过任何一家医院或体检中心所能达到的水平。

（2）与专病大医建立双向转诊关系

虽然健康管理针对所有健康人或疾病，但是因其管理模式没有特色，从而导致其医疗水平低于大学医院，用户一旦查出问题将马上另求解决办法。如果我们做好预防医学与临床医学中间的桥梁工作，打造元健康管理中心，就可以颠覆性地改变这种现状，吸引用户到元健康管理中心体检。一旦检测出问题之后，就可以通过IAMM安排国内外最好的大医进行管理。这使大学医院和健康管理中心形成了相辅相成、共赢的关系。

（3）基于专病配置就诊设备和服务团队

就诊设备，即融合"5A引擎"的人机接口设备（AR或XR眼镜）。基于专病配置服务团队，即与大医工作的专病服务团队需要由有真实和数字化身的初评医生、医生助理、护士和管理员组成。

（4）辅助用户解决疑难问题

针对患者最关注的相关专病看病难、更难看到解决问题的研判专家等问题，可以采取以下的解决办法：应用物联网医学技术辅助介绍专家，为患者介绍专病初评和研判专家；地图定位，即定位与患者临近的健康管理中心和医院，方便患者选择；科普教育，即为患者提供辅助自我防治的相关信息，包括如何初评和研判自己的专病，以期做到根治或最佳效果；提供相关健康或专病的共识指南、诊治规范、专家讲座、研究论文以及链接等信息。

虽然我们设计了元健康的框架，但是距其真正实施落地还有很长的路要走。心理学、社会、文化和个体差异等因素在影响用户或患者、照护人员和医疗保健方面发挥着重要作用。基于能力建设的干预措施，提高接

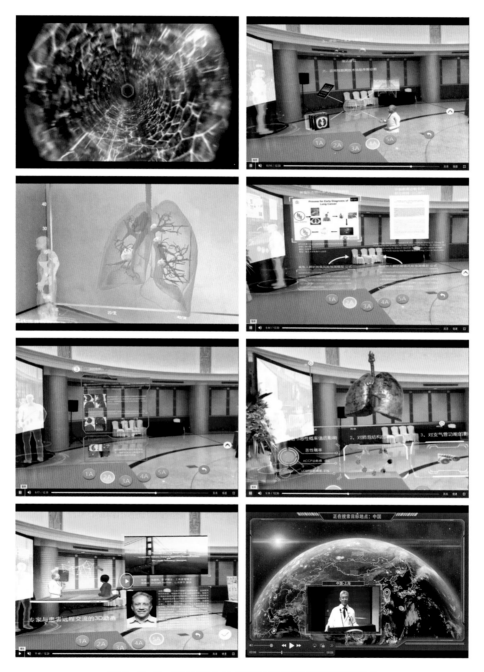

图 3-2-5　联袂国内外名医的专病元健康管理模式

受度、采用率和对新智慧健康技术的采用应以证据为基础。未来的研究应侧重于衡量和评估能力建设。测量和评估方法应以基线信息为依据，在个人、健康管理中心和社会层面建立各种范围的可衡量的影响指标。未来的研究还应侧重于调查单一的心理学模型或不同的心理学模型的组合模型，以促进应用和能力建设。

参考文献

［1］中国政府网.中共中央政治局召开会议　审议"健康中国2030"规划纲要［EB/OL］.［2016－08－26］.http://www.xinhuanet.com/politics/2016-08/26/c_1119462383.htm.

［2］杨达伟，童琳，CHARLES A. POWELL，等.难定性肺结节［J］.国际呼吸杂志，2022，42（1）：1-4.

［3］中国物联网辅助评估管理肺结节专家组.物联网辅助评估管理肺结节中国专家共识［J］.国际呼吸杂志，2022，42（1）：5-12.

［4］CHAVANNES N H, BAI C X. Welcome to the new era of metaverse in medicine[J]. Clinical eHealth, 2022, 5: 37-38.

［5］YANG D W, ZHOU J, CHEN R C, et al. Expert consensus on the metaverse in medicine[J]. Clinical eHealth, 2022, 5: 1-9.

［6］Pwc. Making care mobile: shifting perspectives on the virtualization of healthcare[R/OL]. [2016-01-04]. https://www.pwc.com/ca/en/healthcare/publications/06-13-virtualization-of-care-mobile-health.pdf.

［7］BERWICK D. Translating new technologies into improved patient outcomes[M]//Saving Women's Lives: Strategies for Improving Breast Cancer Detection and Diagnosis. The National Academies Press, Washington, DC, 2003: 249-268.

［8］BIESDORF S, NIEDERMANN F. Health care's digital future. Insight from our international survey can help healthcare organisations plan their next moves in the journey toward full digitalization[EB/OL]. [2014-07-01]. https://www.mckinsey.com/industries/healthcare-systems-and-services/our-insights/healthcares-digital-future.

［9］European Health Management Association. Health management capacity building in Europe: a report on EHMA's 2012 Work Programme[R/OL]. [2016-01-08]. https://webgate.ec.europa.eu/chafea_pdb/assets/files/pdb/

20113303/20113303_d8_02_report_en_ps.pdf.

[10] Pew Research Centre. The Social Life of Health Information, 2011[R/OL]. [2011－05－12]. https://www.readkong.com/page/the-social-life-of-health-information-2011-4710719.

[11] Pew Research Centre. Tracking for health. Pew Internet and American Life Project[R/OL]. [2013－03－19]. https://authorzilla.com/rOqbp/tracking-for-health-pew-internet-american-life-project.html.

[12] Deutsche Bank Research. e-Health: industry 4.0 can serve as the model for digital healthcare[R/OL]. [2016－01－02]. https://www.dbresearch.com/PROD/RPS_EN-PROD/PROD0000000000441850/eHealth%3A_Industry_4_0_can_serve_as_the_model_for_d.pdf.

[13] MURPHY S V, ATALA A. 3D bioprinting of tissues and organs[J]. Nature biotechnology, 2014, 32(8): 773－785.

[14] VO A, BROOKS G B, FARR R, et al.Benefits of Telemedicine in Remote Communities and Use of Mobile and Wireless Platforms in Healthcare [R/OL]. [2011－01]. UTMB Telemedicine and Center for TeleHealth Research and Policy. https://www.researchgate.net/publication/265012703_Benefits_of_Telemedicine_in_Remote_Communities_Use_of_Mobile_and_Wireless_Platforms_in_Healthcare.

[15] OTERO P D, PERRIN C, GEISSBUHLER A, et al. Informatics education in low-resource settings[M]//Informatics Education in Healthcare. London:Springer, 2014: 197－222.

[16] FORGE S, GUEVARA K, SRIVASTAVA L, et al. Towards a future internet: Interrelation between technological, social and economic trends[R/OL]. [2010－02－26]. https://demtech.oii.ox.ac.uk/wp-content/uploads/2010/03/FI-Interim-Report-v6.pdf.

[17] GUEVARA K.Future internet workshop on research roadmap for EU framework[R/OL]. Presented as part of the core study team Oxford internet institute on EU project: towards a future internet: the interrelation between technological, social and economic trends (DG INFSO), Brussels, 2010. https://www.karmenguevara.com/component/jdownloads/send/2-articles/6-future-internet-workshop.html?option=com_jdownloads.

[18] LUPIAÑEZ-VILLANUEVA F, MAGHIROS I, ABADIE F. Citizens and ICT for health in 14 EU countries: results from an online panel[R/OL]. [2013－02－27]. https://www.yumpu.com/en/document/view/10521541/citizens-and-ict-for-health-in-14-eu-countries-results-from-an-online-panel/185.

[19] New Millennium Research Council.Overcoming the psychological barriers to

telemedicine: empowering older American's to use remote health monitoring services[R/OL]. [2007-02]. http://providersedge.com/ehdocs/ehr_articles/Overcoming_the_Psychological_Barriers_to_Telemedicine-Empowering_Older_Americans_to_Use_Remote_Health_Monitoring_Services.pdf.

[20] ANGELMAR R, BERMAN P C.Patient empowerment and efficient health outcomes.FINANCING SUSTAINABLE HEALTHCARE IN EUROPE: NEW APPROACHES FOR NEW OUTCOMES[R/OL]. [2007-02]. 2007: 139-160. https://www.sitra.fi/app/uploads/2017/02/The_Cox_Report-2.pdf.

[21] ANSHARI M, ALMUNAWAR M N.Tracking future path of consumers' empowerment in E-health[J]. International Journal of E-Health and Medical Communications, 2015, 6(3): 63-76.

[22] GODFREY-FAUSSETT M.Data privacy the big challenge in healthcare[EB/OL]. [2014-03-03]. https://www.scotsman.com/news/opinion/columnists/data-privacy-big-challenge-healthcare-1543562.

[23] UK Skills for Health (n.d.). How do new technologies impact on workforce organisation? Rapid review of international evidence[R/OL]. [2014-07-07]. https://www.coursehero.com/file/13974670/How-do-new-technologies impact-on-workforce-organiastion-082011/.

[24] LABONTE R, LAVERACK G. Capacity building in health promotion, Part 1: For whom? And for what purpose?[J]. Critical public health, 2001, 11(2): 111-127.

[25] VENKATESH V, DAVIS F D. A theoretical extension of the technology acceptance model: Four longitudinal field studies[J]. Management science, 2000, 46(2): 186-204.

[26] GORINI A, GAGGIOLI A, RIVA G. A second life for eHealth: prospects for the use of 3-D virtual worlds in clinical psychology[J]. Journal of medical Internet research, 2008, 10(3): e21.

第三节　元宇宙远程医疗

近年来，为解决医疗资源配置不均衡、高质量医疗服务可及性差、医疗质量参差不齐、疑难疾病会诊和学术交流存在困难等问题，远程医疗受到了很大重视。

传统的远程医疗是为不能前来医院就医的远程患者施行的特殊类型医疗服务。现代远程医疗的概念已经拓展到借助互联网和物联网等现代通信技术服务远程患者的医疗模式，可对其进行检测、监护、诊断和指导治疗等。这一系统需要借助计算机、通信和医疗技术与设备，通过传输数据、文字、语音和图像等资料，辅助远程专家与需方患者、专家和医务人员的"面对面"医疗服务。这一平台不仅可以解决医疗和临床问题，还涵盖通信网络、数据库等，并且将其集成到网络系统中，能更好地服务医疗和大健康。

目前，类似远程医疗的服务越来越多，如网络医疗中的互联网、移动和电子医疗等。尽管他们均宣称与远程医疗有所不同，是直接服务用户（Customer，C）端，而远程医疗则主要是两个医疗机构之间（Business-to-Business，BTB 或 B2B）的。但是，我们现在发现远程医疗也在往 C 端发展，而网络医疗也朝着 B2B 方向发展。随着元宇宙医学的提出，这种局面又将进一步被颠覆，因为其概念是挂在 AR 或 XR 眼镜上的物联网医学，可拓展到个体化和精准医学，优于以往所有的医疗模式。因此，本节仅仅介绍远程医学，并以其为对照讨论元宇宙医学诞生的意义、关键技术及其对医疗和大健康的积极作用，以及如何实践元宇宙远程医疗及其前景。

3.1 远程医疗迭代发展

经过数十年的迭代发展，现用的设备已经逐步衍变为远程通信技术、全息影像技术、新电子技术和计算机多媒体技术的集合，可以较全面地发挥大型医学中心医疗技术和设备优势，辐射医疗卫生条件较差地区，为特殊环境提供远距离信息和医学的服务。狭义的远程医疗则是指远程影像学、远程诊断及会诊、远程护理等医疗活动，但是现在已经扩展到包括远程诊断、远程会诊、远程教育、远程医疗信息服务等在内的多项医学活动。

3.1.1 第一代远程医疗

20 世纪 50 年代末，美国学者塞西尔·威特森（Cecil Wittson）首先将双向电视系统用于医疗。同年，Jutra 等人创立了远程放射医学。其后，相继有人应用通信和电子技术进行医学活动，并出现了"远程医学"这一名词。20 世纪 60 年代初到 80 年代中期的远程医疗活动被认为是发展较慢的第一代远程医疗，这是因为当时的信息技术还不发达，信息高速公路刚刚诞生，信息传送量极为有限，远程医疗受到通信技术的制约而发展速度减慢。

3.1.2 第二代远程医疗

随着现代通信技术水平的不断提高，20 世纪 80 年代后期，一大批有价值的远程医疗项目相继启动，其声势和影响远远超过了第一代远程医疗，被认为是第二代远程医疗。从 1988 年到 1997 年的 10 年间，医学文献库 Medline 收录的远程医疗文献数量呈几何级数增长。其中，美国和西欧国家的发展速度最快，联系多是通过卫星和综合业务数据网（ISDN），在远程咨询、远程会诊、医学图像的远距离传输、远程会议，甚至在军事医学领域应用均取得了大幅度发展。

1988 年，美国提出远程医疗系统应作为一个开放的分布式系统，从广义上讲包括现代信息技术，特别是双向视听通信技术、计算机及遥感技术，服务远程患者。同时，美国学者还细化了远程医疗系统的概念，认为这是一个整体，通过通信和计算机技术给特定人群提供医疗服务。该系统包括远程诊断、信息服务、远程教育等多种功能。这一系统以计算机和网络通信为基础，应用医学相关的多媒体技术进行远距离视频、音频信息传输、存储、查询及显示。1988 年 12 月，苏联亚美尼亚共和国发生强烈地震，在美苏太空生理联合工作组的支持下，美国国家航空和航天局（NASA）首次进行了国际间远程医疗，使亚美尼亚一家医院与美国 4 家医院联通会诊，启动了跨越国际政治、文化、社会以及经济界限的远程医疗。

欧盟组织了3家生物医学工程实验室、10家大公司、20家病理学实验室和120家终端用户参加大规模远程医疗系统应用研究，推动了远程医疗的普及。日本、澳大利亚和南非等国家也相继开展了各种形式的远程医疗活动。我国各地区，特别是广大农村和边远地区，医疗水平差别明显，因此更重视远程医疗，从20世纪80年代就开始探索远程医疗。目前，经过验收合格并正式投入运营的多家医院网站已经为大量疑难急重症患者进行了远程、实时、动态电视直播会诊，成功地进行了大型国际会议的全程转播，组织国内外专题讲座、学术交流和手术观摩，有效地促进了我国远程医疗事业的发展。

3.1.3　第三代远程医疗

从2010年开始，远程医疗逐步走进社区和家庭，更多地面向个人，侧重个性化服务。我率先提出了"物联网医学"，并主编和出版3部中文物联网医学专著，与中国-欧盟物联网合作专家蒂姆勒教授共同主编《智慧健康4.0：虚拟化和大数据如何彻底改变医疗保健行业》（*Health 4.0: How Virtualization and Big Data are Revolutionizing Healthcare*）。在中文《实用物联网医学》（见图3-3-1）一书中，我大胆进行了顶层设计，根据自己的学术沉淀、适宜技术和实战经验，提出三级联动的物联网医学架构，开展慢性气道疾病、睡眠呼吸暂停和肺结节的诊治实践。10年前开始的中国与欧盟的物联网合作也将医疗作为一项重要内容，并且推动了中国远程医疗的迅速发展。物联网技术的发展与智能手机的普及，促进了远程医疗与云计算、云服务的结合，并推动众多的智能健康医疗产品陆续面世，如远程血压仪、远程心电仪、远程胎心仪等。远程胎心仪的出现给广大用户提供了更方便、更贴心的预防、医疗监控和大健康服务。

新冠肺炎疫情期间，为减少交叉感染和提高效率，多家医疗

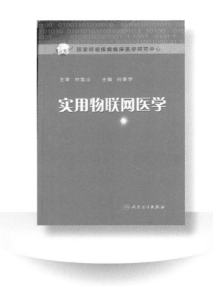

图3-3-1　《实用物联网医学》

机构被批准进行线上诊疗。上海 38 家医疗机构上线了互联网咨询服务，除发热咨询外，常见病的线上诊疗服务也陆续开通。网上医疗行为已经产生了本质变化，这意味着"咨询"可变"诊疗"，医生也不必每次回复"仅供参考，不作诊断"了。纵观远程医疗的发展，尽管需求性很强，但是仍然缺乏有黏性的同质化技术，也没有很好解决一级、二级预防问题。

3.2 元宇宙远程医疗

由于前三代远程医疗缺乏有黏性的同质化技术，也没有办法很好解决一、二级预防工作，所以需要新的技术来克服这些问题。2017 年，施普林格出版社出版了蒂姆勒教授和我主编的《智慧健康 4.0：虚拟化和大数据如何彻底改变医疗保健行业》（*Health 4.0: How Virtualization and Big Data are Revolutionizing Healthcare*），拉开了第四代远程医疗的序幕。

3.2.1 第四代远程医疗

智慧健康 4.0 源自工业 4.0 服务健康领域的战略概念。Health 4.0 的目标是允许在医疗服务中逐步虚拟化，以便为患者、专业人员和护理人员提供实时的个性化健康和护理。医疗保健的个性化将通过大量使用物联网、边缘云计算，以及不断发展的移动通信网络（5G）来实现。在物联网的帮助下，软件构建块和大数据工具"对象"将被虚拟化，能够实时分析物理世界的快照，并有利于虚实结合。这也将推动医疗的个体化和精准化发展，完善 5P 医疗模式。

智慧健康推动了第四代远程医疗的发展。我参加编写的《中国–欧盟物联网合作白皮书》明确提出，智慧健康和智能生活环境以及新技术将从根本上改善老龄化社会经济和人口发展问题，以及改变医疗保健的提供方式。物联网将推动研发出越来越多的医疗保健设备，并允许其后的护理虚拟化。物联网驱动智慧健康领域技术快速发展的典型例子包括机器人手术、智能制药、可穿戴设备及其标记和跟踪。当前，手术室与手术过程中不同设备的集成，以及来自不同智能药物数据的集成已经成为重中之重。其中，一个非常重要的趋势是精准医疗或个性化医疗，这需要研究如何整合多来源数据，以便可以根据个人的个性化资料而不是统计模型来治疗患者。高德纳（Gartner）公司预测，到 2022 年，发达国家的家庭所用智能家居设备将大幅度增加，汽车行业联网设备的年增长率将高达95%，助力我们实现智能生活和智能出行。用户可通过语言、手势和移动智能终端传感实现家电控制。在这种情况下，像植入式芯片一类的技术产品不但可收集人体的血糖、血压等健康信息，还能触发动作。未来的技术甚至可能帮助我们恢复由大脑功能不全引起的记忆丧失。

虽然我与蒂姆勒教授没有明确提出第四代远程医疗这个术语，但是，上述的智慧医疗4.0明显不同于前三代远程医疗。第四代远程医疗可以拓展到预防性（Preventive）、预测性（Predictive）、个体化（Personalized）、参与性（Participatory）和精准医学（Precision Medicine），与前三代远程医疗明显不同。更重要的是还有虚拟化，为我们提出第五代远程医疗，即元宇宙远程医学（Mateverse in Tele-Medicine，MTM）奠定了基础。

3.2.2 第五代远程医疗

第四代远程医疗只是元宇宙远程医疗的雏形，2021年元宇宙概念得到广泛重视，被认为是VR和AR眼镜上的互联网，将是要普及的下一代移动计算平台。为了试探这一想法的可行性，我们基于物联网医学工作基础，于2018年11月17日在厦门召开的ISRD会议上启动了全球多中心AR辅助物联网医学临床研究，开创了世界上首个元宇宙医学原型的临床研究。

最近，我们明确提出了元宇宙医学是通过AR技术实施的物联网医学，虽然前三代远程医疗也有很强的需求性，但是由于缺乏有黏性的同质化技术而没被广泛应用。同样，第四代远程医疗也存在类似问题，缺乏全时空的虚实互动的化身，也将很难满足医疗和大健康的高层次需求。元宇宙医学技术则可联袂虚实联动、人机融合与物联网的全面感知和智能处理技术，克服前四代远程医疗的局限性，助力我们监测机体的生理和病生理变化而实现闭环服务。根据此基础建立的元宇宙医学平台，将可为医生或者患者提供元宇宙里的数字化身及后续的虚实联动而实践元宇宙医疗（见图3-3-2），实现让用户无法分辨所处是虚拟还是真实的环境。虚实专家可与"端"医生互动，提供预防、保健、体检、疾病诊断和治疗、康复、慢病管理、居家看护、紧急救助、门诊和会诊等服务。

我们也可应用元宇宙医学技术，大幅度改善教学和培训效果。例如，我们在BRM一体机中教会学员如何理解吸烟诱发肺癌时，就使用了全息仿真技术。这一开创性教学实践取得了轰动的效果，学员可以身临其境地看到吸烟引起的肺泡破坏，及其与肺癌发病的关系（见图3-3-3）。此外，我们也可以以此培训学员快速掌握各种治疗技术。例如，在呼吸内镜手术中，磁导航是一个很难掌握的技术。但是，我们应用全息仿真技术进行教学和培训，就能取得事半功倍的效果。

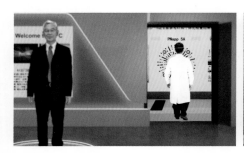
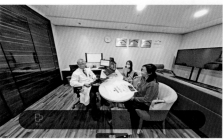

图3-3-2　虚实联动元宇宙医疗示意图

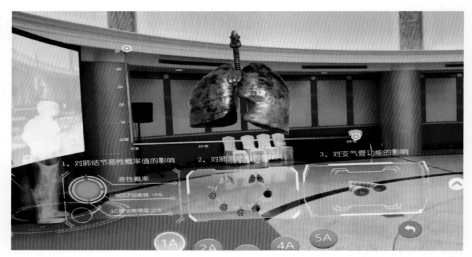

图3-3-3　学员们沉浸式观看吸烟引起肺癌的过程

3.3 元宇宙远程医疗服务平台

　　前四代远程医疗需要双方借助通信网络，包括普通电话网、无线通信网以及通信卫星网等。医疗装置包括计算机软硬件、诊疗仪器等。传统远程医疗会诊平台系统架构需要具备大集中模式，系统包括软件、网站和数据中心。元宇宙远程医疗需要的设施则简单得多，仅仅需要与元医云相连接的 AR 或 XR 人机接口（见图 3-3-4），或者裸眼 3D 显示终端，如笔记本电脑或者手机。

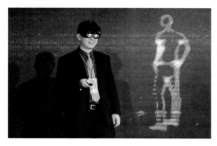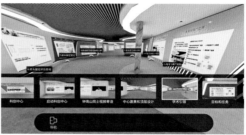

图 3-3-4　戴在 AR 眼镜上的元宇宙远程医疗

　　元宇宙医疗服务提供方一般是实力雄厚的大学医院或医疗中心，因为其具有高水平医疗团队，具有丰富的医学资源和诊疗经验。按照《国家卫生计生委关于推进医疗机构远程医疗服务的意见》要求，"医疗机构具备与所开展远程医疗服务相适应的诊疗科目及相应的人员、技术、设备、设施条件，可以开展远程医疗服务，并指定专门部门或者人员负责远程医疗服务仪器、设备、设施、信息系统的定期检测、登记、维护、改造、升级，确保远程医疗服务系统（硬件和软件）处于正常运行状态，符合远程医疗相关卫生信息标准和信息安全的规定，满足医疗机构开展远程医疗服务的需要。"元宇宙医疗需求方可以是当地不具备足够医疗能力或条件，或者对需要会诊的疑难疾病缺乏有经验医生的医疗机构，也可以是家庭患者。

　　远程医疗系统的服务方式可分为实时（在线）方式和非实时（离线）方式两种。实时交互式远程会诊专家与申请医生、患者间的实时交互式远程会诊，可支持患者的临床需求，在请求会诊医院的病床上就能实时接受专家的远程会诊服务。床边监护仪等生命体征数据可实现实时传输，为会诊专家提供连续、动态的诊断依据。非实时离线式远程会诊或教学是指将医疗服务需求方的资料随时传送给服务提供方，等待处理。会诊专家可以非实时浏览会诊申请信息和检查结果，并编写和发布会诊意见。非实时离线式远程会诊或教学也可用于医疗咨询、培训、教育等场所，可大大减少对网络系统带宽的要求。因此，元宇宙实时交互式远程会诊方式和非实时离线式远程会诊有不同的管理和会诊流程。

3.4 需要支持的关键技术

如果是单纯的元宇宙远程医疗，仅仅需要与元医云相连接的 AR 眼镜，或者裸眼 3D 显示终端作为关键支持技术或设备。从提高效率角度考虑，还要兼顾普通远程医疗的临床检验结果，以及信息学技术和远程通信技术。

3.4.1 兼容和应用常规临床检测结果

常规检测结果可以应用心电图、血压、血氧等生理和电生理参数，B 超和 CT 等医学影像技术，以及血、尿、体液等生化指标的检测结果。数字化或全息构建技术需要将临床信息进行数字化和联网传输，如诊断早期肺癌的 LCBP。如果能将光敏元件、气敏元件、力敏元件、声敏元件和放射线敏感元件等传感器信息传到元医云，将更有利于帮助我们监测机体的生理和病生理变化，实现元宇宙医疗服务的闭环。

3.4.2 信息学技术

在元宇宙远程医疗活动中，对采集后的信息进行存储是关键技术之一，它需要存储量大、保存时间长（甚至储存几十年以备查询）的存储设备。因此，熟练、合理地运用数据库乃至数据仓库至关重要。医疗信息的处理也将发挥重要作用，其将使信息易读和准确，而且能够科学管理影像信息，以利于信息的分析和深度挖掘。同时，医疗信息的处理需要配合元宇宙的要求（如 Roblox 公司提出的元宇宙的身份、朋友、沉浸感、便捷、多样性、随地、经济和文明等 8 个关键特征）采集信息，以便拓展其功能。

3.4.3 远程通信技术

开展元宇宙远程医疗，主要是要求可靠传输和低延迟。延迟是数据从用户端到服务器再返回的速度。网络状态越好，服务器响应的速度越快。用户人数越少，延迟就会越低。在一些需要快速反应的医疗中（如远程医疗、分级诊疗和手术机器人临床实践），应将延迟降到最低，才能使效果最好。目前，5G 网络的下行峰值数据速率可达 20 Gbit/s，上行峰值数据速率可能超过 10 Gbit/s，并大大降低了延迟，提高了整体网络效率。简化后的网络架构将提供小于 5 毫秒的端到端的延迟，为物联网医疗和元宇宙

提供了极具吸引力的支持（见图 3-3-5），能够针对不同服务等级和性能
要求，高效地提供各种新服务，足以支持和赋能元宇宙远程医疗。

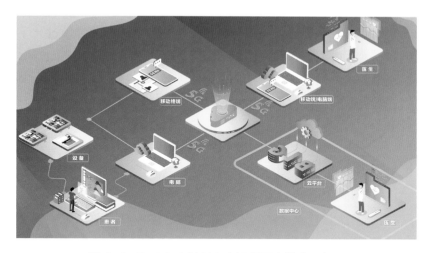

图 3-3-5　5G 支持元宇宙远程医疗模式示意图

3.4.4　AR 和 XR 技术

元医云的关键技术 AR、VR、XR 可以将虚实联动和人机融合与物联网
的全面感知、传输和智能处理相融合，可以在元宇宙里为医生和患者提供
数字替身，以及后续虚实联动而实践元宇宙医疗。例如，我们团队从 2018
年就开始应用 AR 技术开展元宇宙远程医疗方面的探索（见图 3-3-6）。

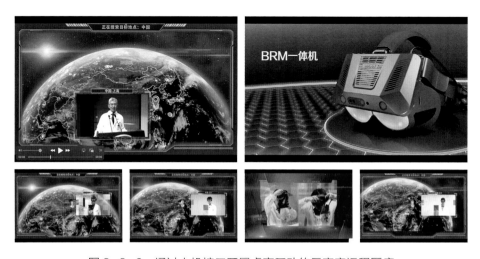

图 3-3-6　通过人机接口开展虚实互动的元宇宙远程医疗

3.5 服务场景

3.5.1 会诊疑难病

远程医学的主要业务之一是解决"疑难疾病"的诊疗。通过元宇宙医学概念和技术，协调名医和大医参加指导，有利于解决这些病因未明、诊断和治疗难度较大的疾病。元宇宙远程医疗流程，特别是独特的元宇宙质量控制，也有助于保证医疗质量，有利于明确诊断和提高治疗效果，避免医疗纠纷。

3.5.2 分级诊疗

2015 年，国家出台政策启动分级诊疗，要求"保基本，强基层，建机制"。但是，分级诊疗至今还存在很多问题，影响其有效执行。首先，传统的诊疗观念影响分级诊疗制度的实施，包括患者选择医生的就医模式根深蒂固，健康知识宣传不到位，一些大医院办院的指导思想偏离，优质医疗资源利用不充分。其次，基层医疗机构的专业技术水平相对较低，难以"取信于民"，影响分级诊疗制度落实。但是，这些问题均可通过推广应用元宇宙医学概念和技术来解决。

3.5.3 急救医疗的咨询指导

元宇宙远程医疗可以辅助提高急救效率。遇到急救时，可以请元名医的化身随急救医护出诊，共同参与现场救治，也可全时空地在需要时请专病元名医指导专业抢救工作。这有利于支撑重大疾病的远程急救及移动急救模式，实现人工智能、数据挖掘、虚拟现实等技术在互联网医疗救治领域的应用，提高我国对重大疾病的防控能力和危急重症救治水平。

3.5.4 急性突发传染病的发现

nCapp 诊疗可辅助发现新冠肺炎，目前已经得到 ATS 的推荐。nCapp 诊疗可通过精确设计的智能系统，获取相关临床信息和 CT 影像，辅助发现疑似和可疑病例，助力临床医生早发现、早诊断、早隔离和早治疗呼吸道病毒性传染病。

3.5.5　科普、教育和培训

在科普、教育和培训方面，元宇宙远程医疗可支持实时交互和课件点播两种培训模式。这有利于实时交互培训时教师与学员进行虚实互动交流，也有利于实时交互远程培训，如手术观摩、远程护理示教及远程教学查房（见图 3-3-7）。

3.6 目前的限制和解决方案

目前，远程医疗存在的主要问题是：（1）远程视频只能解决病史采集中的问诊，很难立刻获得 X 线摄片和 CT 资料，或者拿到的影像资料大多不是 DICOM 数据，无法用于 AI 分析；（2）远程医疗 App 规范尚待完善，以保障患者权益；（3）大部分误诊的情况是由于很难对患者进行线下实际检查，线上也很难问清患者的基本情况；（4）对名医来讲，其在医院中的工作本就繁忙，并不欢迎到家后还有人不断打扰自己的私人时间；（5）远程医疗提供方无法对用户提供细心的随访和照护。或许是基于以上原因，医保和医疗保险公司也没有完善相关的报销审批制度，难以取证患者通过电话、邮件或视频来咨询医生有关健康问题时所产生的费用，且无相关政策支持予以报销。

对于远程医疗存在的这 5 个问题，都可以用元宇宙远程医疗解决。这是元宇宙医学的强项，因为我们有相应的利器。例如，对于第二个问题，我们已经积累了丰富的经验规范远程医疗的 App，如用于肺癌早诊的 PNapp 5A 还可以作为连接物联网医学和 XR 技术的引擎。对于第三个问题，我们可以培训会诊需求方医生，按照我们的线上指导进行线下检查，XR 技术可辅助线上、线下医生的真实世界互动。通过元宇宙虚实互动技术也可以很容易地解决第四个和第五个问题。按照大医标准制作的化身可以全时空地解决相应的专病问题，准确性达到 90% 以上。此外，也可以按照名护士标准制作其化身机器人，对用户提供细心的随访和优质的照护服务。

如果这 4 个问题都解决了，国家政策也会支持通过端口开放解决第一个问题，以及医保和医疗保险的报销审批问题，支持我们实现"元医治未病，大医惠众生"的愿景。

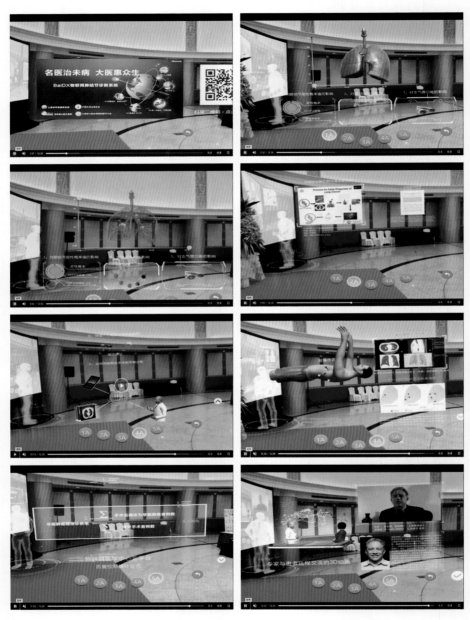

图 3-3-7 在交互培训时教师进行虚实互动教学

参考文献

[1]　白春学.实用物联网医学［M］.北京：人民卫生出版社，2014.

[2]　白春学，赵建龙.物联网医学［M］.北京：科学出版社，2016.

[3]　中国物联网辅助评估管理肺结节专家组.物联网辅助评估管理肺结节中国专家共识［J］.国际呼吸杂志，2022，42（1）：5-12.

[4]　杨达伟，张静，白春学.物联网医学的研究现状和展望［J］.国际呼吸杂志，2012，32（18）：1438-1441.

[5]　李善群，白春学.物联网在睡眠呼吸疾病诊治中的应用专家共识［J］.国际呼吸杂志，2013，33（4）：241-244.

[6]　白春学.应用物联网医学推动肺功能的普及和提高［J］.中国实用内科杂志，2013（S1）：19.

[7]　白春学.物联网医学在肺功能随访监测中的应用［J］.中华医学信息导报，2013，28（16）：14.

[8]　白春学.改变社区和专科医师服务模式的技术平台——物联网医学的深层次作用［J］.国际呼吸杂志，2014，34（12）：881-882.

[9]　刘洁，张静，白春学.物联网医学在肺功能随访与监测中的应用［J］.中华结核和呼吸杂志，2014，37（4）：316-317.

[10]　白春学.物联网医学三加二式肺结节鉴别诊断法［J］.国际呼吸杂志，2014，34（16）：1201-1202.

[11]　白春学.五步法物联网医学——分级诊疗的技术平台［J］.国际呼吸杂志，2015，35（8）：561-562.

[12]　白春学.物联网医学之我见［J］.中国医院院长，2015（7）：84-85.

[13]　周建，宋元林，李静，等.物联网医学应用于H7N9禽流感所致ARDS的诊治［J］.国际呼吸杂志，2015，35（18）：1373-1376.

[14]　咳嗽物联网医学分级诊疗专家组.咳嗽物联网医学分级诊疗中国专家共识［J］.国际呼吸杂志，2016，36（5）：321-330.

[15]　白春学.互联网+可穿戴设备的医疗模式及展望［J］.世界医疗器械，2016，22（10）：13-18.

[16]　白春学.互联网医学急救策略及设备发展前景［J］.世界医疗器械，2016，22（10）：19-21.

[17]　陈智鸿，王焕煜，白春学.互联网+及智能可穿戴设备在哮喘诊疗中的应用［J］.世界医疗器械，2016，22（10）：22-24.

[18]　周建，刘洁，陆美珠，等.全面分析200例患者采用远程睡眠呼吸监测

仪器临床试验方案［J］.医药前沿，2016，6（17）：196-197.

[19] 中国物联网辅助肺结节诊治专家组.物联网辅助肺结节诊治中国专家共识［J］.国际呼吸杂志，2017，37（8）：561-568.

[20] 中国物联网辅助雾化吸入治疗专家组.物联网辅助雾化吸入治疗中国专家共识［J］.国际呼吸杂志，2017，37（10）：721-728.

[21] CHAVANNES N H，PUY R S D，白春学，等.对健康信息技术试验用于中低收入国家呼吸系统疾病管理的建议：从高收入国家可以学到什么？［J］.复旦学报（医学版），2017，44（3）：339-343.

[22] *Clinical eHealth* 中国物联网辅助新冠肺炎诊治专家组.物联网辅助新冠肺炎诊治中国专家共识［J］.复旦学报医学版，2020，47（2）：151-160.

[23] 杨达伟，白春学.物联网在医疗领域的发展现状及趋势［J］.中华医学信息导报，2021，36（19）：14.

[24] 中国物联网辅助评估管理肺结节专家组.物联网辅助评估管理肺结节中国专家共识［J］.国际呼吸杂志，2022，42（1）：5-12.

[25] 刘军，马文丽，姚文娟，等.基于GPRS远程医疗系统的移动终端设计与实现［J］.计算机应用与软件，2010，27（3）：9-12.

[26] 胡秉谊，白净，叶大田.远程医疗系统的客户/服务器结构模型［J］.清华大学学报（自然科学版），1999（1）：19-21.

[27] CHAVANNES N H, BAI C X. Welcome to the new era of metaverse in medicine[J]. Clinical eHealth, 2022, 5: 37-38.

[28] YANG D W, ZHOU J, CHEN R C, et al. Expert consensus on the metaverse in medicine[J]. Clinical eHealth, 2022, 5: 1-9.

[29] YANG D W, LI K C, CHUA D M W, et al. Application of Internet of Things in Chronic Respiratory Disease Prevention, Diagnosis, Treatment and Management[J]. Clinical eHealth, 2022, 5: 10-16.

第四节 肺结节评估与管理

肺癌（Lung Cancer）全称原发性支气管肺癌（Primary Bronchogenic Lung Cancer），是世界上发病率和死亡率最高的恶性肿瘤。中国癌症中心公布的我国肺癌年发病数为 73.33 万例，年死亡数为 61.02 万，均居中国肿瘤之首。由于诊断偏晚，中国肺癌患者的 5 年存活率仅为 19.7%。为改变这一现状亟待端口前移，重心下沉，制定共识和指南，推动规范化筛查、科学评估，早诊、早治肺结节中的早期肺癌（原位癌和 IA 期），因为在此阶段 90% 的手术切除恶性肺结节的患者可以获得 10 年生存率或根治率。肺结节中早期肺癌的直径多在 10 mm 之内，很难取得活检标本，明确病理诊断只能依靠影像诊断和临床经验开展临床实践。但是，由于受手工业作坊式诊疗水平限制，常常发生过度治疗和延误诊断的情况。为解决这些问题，需要将诊治肺结节共识指南融于 AI 评估肺结节的 5A 流程，并应用于临床实践，精准预测和评估肺结节恶性风险，将水平高低不一的手工业作坊式诊疗模式提升为达到国家甚至国际标准的同质化流水作业工程。

4.1 顶层设计

将肺结节诊治共识指南融入 5A 流程中，可将其拓展为使"复杂问题简单化，简单问题数字化，数字问题程序化，程序问题体系化"的"5A 引擎"。再将"5A 引擎"整合到虚实融合和虚实联动的 VR、AR、XR 或 MR 技术中，由元医云结合"云＋端"元宇宙医疗肺结节平台（见图 3-4-1）整合、深度挖掘与协调"智能评估肺结节应用程序"（PNapp 5A）引擎的信息，赋能初评医生（含基层医生）和研判专家（虚实身份）进行虚实互动的"初评研判二流程"医疗，达到高水平的肺结节同质化诊疗效果，实现元宇宙医学的"元医治未病，大医惠众生"的愿景。

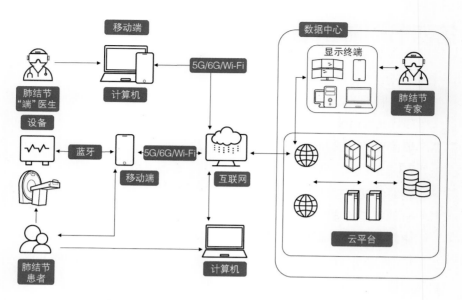

图 3-4-1 "云＋端"元宇宙医疗肺结节平台

4.2 元宇宙医学平台

4.2.1 元医务人员及设备

（1）元医务人员

元医务人员是指为元宇宙医疗服务的专家、一线医生和护士。真实世界的医务人员须持有有效的执业证书，虚拟世界化身则须经行业专家委员会，如 IAMM 和卫生行政部门联合考核认定。原则上，专家应为熟练肺结节评估和诊断的知名专家（即各个学科的主任医师），其化身应该为被权威部门考核认可的在全国有影响力的、牵头国内外相关共识指南制定的、长期从事这一专病（每年专病门诊不少于 1 000 例次）的专家。一线医生和护士的化身则需要按照类似的要求进行考核，需要等待专家化身的实践取得可行性经验后，再陆续开展。

（2）元宇宙技术设备

根据肺结节诊治需要的功能配备，为教学用 VR 眼镜，如果为了虚实互动和手术等，则需要其他类型的 AR、MR 或 XR 的人机接口（眼镜）。

4.2.2 元医云

元医云是可以自我维护和管理的虚拟计算资源，为大型服务器集群，其

154

中包括计算服务器、存储服务器、宽带资源等。这里的云端特指参与肺结节诊疗服务云计算的计算机集合。云端是软件和操作系统的中间载体，能解决以往使用软件时需要安装、维护以及对硬件资源有一定要求等影响使用效率的问题，实现真正的、完全的软件绿色化。通过元医云可以进行云计算框架下的海量信息深度挖掘，提取肺结节临床信息和薄层 CT 数据特征，构建其数据模型，以及提供基于物联网的肺结节信息监测交互和在线医疗服务等。为了使 VR、AR、XR 或 MR 技术更好地发挥功能，建议与边缘云和雾计算联合构建三维的不同类型云计算，以解决元宇宙技术运行过程中受到局域网影响的问题，便于全时空高效地进行元医云整合，深度挖掘与协调"5A 引擎"的信息，实现"元医治未病，大医惠众生"的愿景（见图 3-4-1）。

4.2.3 "端"引擎

"端"引擎为医生智能手机、PAD 或者笔记本电脑下载应用的"端"软件小程序。我们研发了微信应用程序 PNapp 5A（见图 3-4-2），即辅助肺结节评估 5A 法。扫描 PNapp 5A 二维码（向 IAMM 申请，通过审核后获得）后即可注册和获得授权，然后可通过其页面选择键与元医云进行实时在线的交流互动，应用基于元医云平台上运行的小程序辅助专病诊治。PNapp 5A 是我们开发的首个用于肺结节诊治的全球移动应用程序，除了遵循小程序设计规范外，后端还使用 Java 语言开发、操作支撑系统（OSS）用作数据存储，上传至云计算后，供其监测数据、分析和深度挖掘，得出

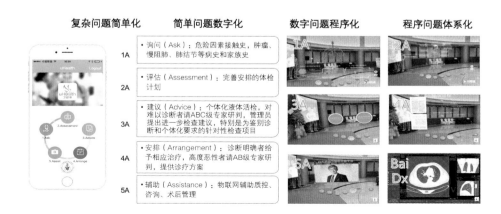

图 3-4-2　PNapp 5A 应用程序

辅助诊断和治疗的参考意见，最终辅助所有医生简便易行地根据其流程化智能系统辅助肺结节的诊断和治疗。

4.2.4 元宇宙医学功能

在元宇宙医学中，借助虚拟身份，医生化身可以帮助患者了解病情，理解治疗方案（见表 3-4-1）。初评医生和研判专家通过丰富的肢体语言辅以三维道具和图文知识，能使患者更好地理解治疗方案，使其更配合治疗，辅助专病的"云＋端"互动筛查、诊断和管理肺结节。同时，虚拟身份也便于研判专家通过"云＋端"模式培养一线医生，以及会诊、指导 AI 评估肺结节、进行手术等操作性治疗，赋能程序性知识的融会贯通和助力提高同质化医疗水平。专家通过其化身将颠覆性放大其"元医治未病，大医惠众生"的作用（见表 3-4-2）。

表 3-4-1 元宇宙特征用于肺结节管理的意义

元宇宙特征	赋能肺结节管理的意义
身份 （Identity）	人们能以虚拟身份进入虚拟世界，自由地开展肺结节诊疗相关活动。患者虚拟身份便于保护隐私，医生虚拟身份可以进行讲座，开展多元化虚实互动医疗和大健康服务。以虚拟身份自由地开展肺结节管理可打破医院之间的信息孤岛效应
朋友 （Friends）	元宇宙内置的社交网络便于医患双方通过这一网络在元医院中进行肺结节多元化虚实互动医疗和大健康活动，如咨询、看病挂号、就诊、接受患者教育、互动和沟通
随地 （Anywhere）	不需要独立空间，也不需要其他软硬件和专业技术人员辅助，不受时间地点限制，仅需要一副与云平台互动的 VR、AR 眼镜即可应用"云＋端"系统服务肺结节医疗和大健康
沉浸感 （Immersive）	应用 VR、AR、XR 技术服务肺结节患者，可以进行沉浸式、虚实融合和虚实互动式医疗实践，增加乐趣和依从性；可进行相关的教育、专业培训和会诊；也可通过 AR 和 XR 教育筛查，赋能自我管理
便捷 （Low Friction）	各级别医生均能以化身参加平台上的病例会诊，提出诊疗和管理意见。由于肺结节病例化身不涉及隐私，可被用于内部快速穿梭和沉浸式体验及讨论。这也有利于赋能陈述性和程序性知识的融会贯通，可颠覆性提高医生的培养速度

表 3-4-2　元宇宙医学助力提高同质化医疗水平

元宇宙医学特征	赋能肺结节诊疗三级联动新模式
多样性（Variety）： 医生教育	依赖将共识指南融入其中的 PNapp 5A 引擎，使"复杂问简单化、简单问题数字化，数字问题程序化，程序问题体系化"，赋能陈述性和程序性知识的融会贯通，颠覆性助力诊治肺结节医生的培养速度
多样性（Variety）： 诊断	可联合 AI 技术提高临床研究和诊断水平，在真实世界和元医院里，虚拟元医生化身帮助患者了解病情、填写 PNapp 5A 的 1A 和 2A 部分、与研判专家交流互动，目标为使评估难定性肺结节中早期肺癌的敏感性和特异性均达到 95% 以上
多样性（Variety）： 治疗	可应用 VR、AR 技术进行肺结节术式模拟、操作方案讨论和情景预演，使手术不再是抽象的概念。术中可应用 MR 技术将医学影像与实体解剖实时重合，提高手术精确定位、安全与效率。此外，还可以远程操控机器人实施手术
多样性（Variety）： 康复	应用 VR、AR 技术，康复师可为患者设计个体化的康复方案，使其安全出院，并无缝链接其家中的康复训练，如恢复肺功能、锻炼身体和恢复工作等
多样性（Variety）： 患者教育	应用 PNapp 5A 云平台辅助患者教育，例如：诊断为"肺部结节"后怎么办；如何就诊肺结节诊治分中心；线上门诊时间；如何通过特色 PNapp 5A 完善智能诊疗和科学管理，治疗和康复；生活中我们需要注意什么

　　此外，PNapp 5A 加上人机 MDT（专家与评估肺结节的 AI 交流互动会诊）深度挖掘和交流互动讨论，会进一步拓展研判专家精准管理难定性肺结节的睿智，同质化提高评估肺结节的敏感性和特异性，减少延误诊断和过度治疗的情况发生，大幅度提高早期肺癌的诊疗水平，实现"元医治未病，大医惠众生"的愿景（见图 3-4-3）。

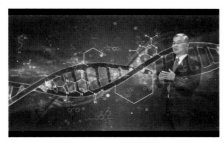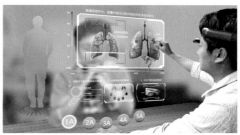

图 3-4-3　虚实互动实践元宇宙医学

4.3 元宇宙医学诊治流程

4.3.1 1A 询问（Ask）

询问评估所需相关信息包括吸烟史、被动吸烟史、职业病史、个人和家族肿瘤史、哮喘、慢阻肺和肺间质纤维化等慢性呼吸病史、抗生素治疗史，通过在线选择答卷键反馈至元医云上。

4.3.2 2A 测定（Assessment）

应用医学数字成像和通信（DICOM）格式薄层 CT 评估肺结节直径，外观有无分叶、毛刺和胸膜凹陷征，有无钙化，空泡征和血管生成等表现的良恶性特点，以及配对比较随访过程中的变化。

4.3.3 3A 建议（Advice）

根据肺结节评估共识指南，完善鉴别诊断所需的肺结核、真菌、临床信息和 LCBP 检查，以及 AI、CAC 和 PET/CT 等个体化检查，供患者或家属选择。同时，根据大数据得来的 AI 辅助评估肺结节模型，自动生成低、中、高度恶性概率，融入研判流程，请专家会诊提出进一步诊疗意见。

4.3.4 4A 安排（Arrangement）

研判专家基于 1A～3A 的信息和结果提出诊疗方案。有活检适应证者可因地制宜地考虑选择气管镜、超声支气管镜（EBUS）、实时超声引导支气管针吸活检术（EBUS-TBNA）或电磁导航气管镜（ENB）等技术之一的检查。以上技术检查均不合适者，可考虑经胸壁针吸活检术（TNAB），但是需要告知患者该检查有种植性转移的可能。不能除外感染者，可考虑经验性抗生素治疗一星期后复查。肺结节小于 10 mm 者，可根据共识指南安排随访。肺结节大于等于 10 mm 仍不能确诊时，应进入研判流程，请相关专家会诊并提出诊疗方案。

4.3.5 5A 物联网辅助（Assistance with IoT）

应用物联网可辅助常规管理、质量控制和个体化管理，也可根据患者要求参考病理结果和分期进行术后常规或个体化管理，如根据 AI、CAC、表观遗传等信息，制定个体化防治复发和转移方案。

4.4 质量控制

纵观临床引起肺癌延误诊断和过度治疗的原因主要有 12 种：（1）不知晓；（2）不接受体检；（3）患者没有按照医嘱随访；（4）患者提供病史不准确；（5）初评医生没有掌握共识指南；（6）初评医生没有认真执行共识指南；（7）研判专家不熟悉共识指南；（8）研判专家没有认真执行共识指南；（9）人工智能系统辅助纠漏、纠错功能欠缺；（10）人工智能系统评估恶性肺结节的敏感性不足；（11）人工智能系统评估恶性肺结节的特异性不足；（12）初评和研判专家的知识均没有高于共识指南。

如何解决这些问题？需要针对这 12 个问题的 AI 和临床思维能力进行质量控制，使每一例肺癌患者都有早期诊断和治疗的机会，可以用 16 个字来概括——"知己知彼，避忌替移，紧抓二防（二级预防），智保无虞"。

（1）AI 质量控制

AI 可以深度挖掘和精准评估结节的位置、性质（实性、磨玻璃或混杂性）、数量、3D 最长径、体积、平均密度、有无中心性钙化以及风险。这可助力将"复杂问题简单化，简单问题数字化，数字问题程序化，程序问题体系化"流程提升为程序性知识。但是，AI 智能评估系统的质量控制面临一个挑战性问题，那就是至今还没有被广泛认可的国内外标准解决上述人工智能系统辅助纠漏、纠错功能欠缺、人工智能系统评估恶性肺结节的敏感性不足和人工智能系统评估恶性肺结节的特异性不足等问题。因此，需要研发新技术，提高 AI 质量控制的易操作性和同质化执行力。

（2）临床质量控制

为解决目前应用的 AI 系统评估肺结节良恶性所存在的难定性问题，需要在临床实践中设立初评和研判二流程协助质量控制（见图 3-4-4）。这就要求初评过程中初评医生严格执行 5A 程序中 1A 和 3A 中的规范步骤：① 按照 5A 程序中 1A、2A 步骤，提供完善信息；② 纠正评估肺结节外观和内涵的错误；③ 纠正 AI 检测结节的假阳性和假阴性错误；④ 纠正 AI 误判肺结节位置的错误；⑤ 不漏诊难定性肺结节。遇到难解决的问题时，初评医生应及时邀请有经验的研判专家进行会诊，按照 PNapp 5A 程

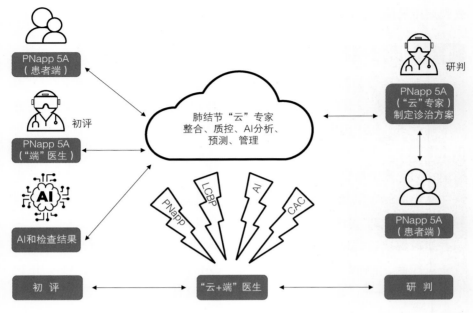

图 3-4-4　肺结节初评和研判二流程

序管理患者。其质量控制要点是在达到初评流程要求的质量控制基础上，尽快对难定性肺结节明确提出诊断意见，对疑难者立即邀请更有经验的专家会诊以解决问题。最终使评估肺结节的敏感性和特异性达到 95% 以上。此外，PNapp 5A 也会自动链接元医云，提示"亚太指南和中国专家共识"管理，并建议患者去临近肺结节分中心就诊，进一步评估肺结节良恶性概率。对无法活检者的难定性肺结节可考虑采用人机 MDT、AI 辅助评估，或者邀请研判专家会诊。

4.5　患者教育

　　教育患者可以用 16 字进行概括——"知己知彼，避忌替移，紧抓二防（二级预防），智争无虞"。在自我管理上，要重视"知己知彼，避忌替移"，即知道肺癌的危险因素，及如何规避和早期根治。重视"紧抓二防，智争无虞"，可以避免延误诊断和过度治疗，提高 10 年生存率和根治率。物联网技术无法解决的难题，可在元宇宙医院得到解决。虚拟元医生化身可帮助患者了解病情，确定治疗方案（见图 3-4-5），初评研判二流程可以提高评估的敏感性和特异性。

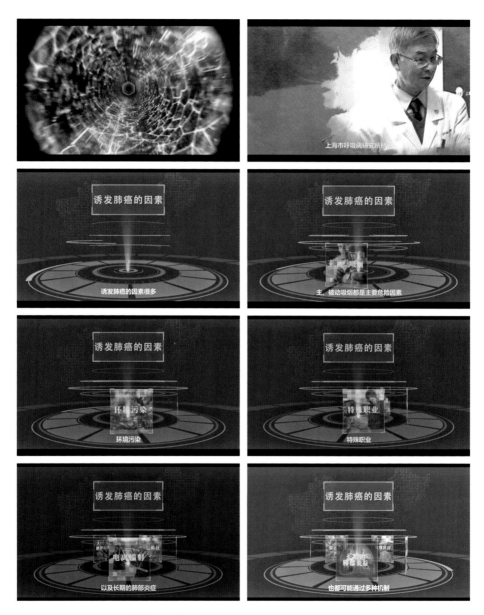

图 3-4-5　专家化身进行元宇宙患者教育

4.5.1　知己知彼

（1）肺癌定义与负担

肺癌是严重危害人类健康的疾病。2018年，在全球癌症统计报告的1 810万新发癌症病例中，发病率最高（占癌症总发病人数的11.6%）和死亡率最高的均是肺癌（占癌症总死亡人数的18.4%）。我国肺癌发病率居恶性肿瘤首位，新发肺癌病例约为78.7万例，超过排名第二位胃癌（新发胃癌病例约40.3万例）近1倍。无论男女，肺癌的死亡率均居恶性肿瘤之首，5年生存率仅19.7%。要改善其预后，急需改变目前的诊疗模式，普及筛查和早期诊断，才可能将"减少痛苦、恢复健康、挽救生命"这三个疗效考量的级别后移，即从常常安慰患者，变为恢复健康，甚至挽救生命。

（2）肺癌危险因素

① 吸烟。吸烟是肺癌的主要危险因素，烟雾中的尼古丁、苯并芘、亚硝胺和少量放射性元素钋等均有致癌作用，尤其易导致鳞癌和未分化小细胞癌。吸烟量与肺癌之间存在明显的量效关系，开始吸烟的年龄越小，吸烟时间越长，吸烟量越大，肺癌的发病率和死亡率就越高。

② 大气污染。工业废气和呼吸细颗粒（$PM_{2.5}$）中的致癌物质可污染大气，特别是3，4苯并芘、氧化亚砷、放射性物质等致癌物质。长期暴露于较高浓度的$PM_{2.5}$可使肺癌死亡风险增加8%～37%。美国癌症协会对1 200万成人开展的前瞻性研究发现，长期暴露于$PM_{2.5}$后每增加10 $\mu g/m^3$浓度，肺癌死亡的相对危险度为1.14。一项欧洲九国开展的17项长期前瞻性研究发现，肺腺癌的发病风险增加与长期暴露于$PM_{2.5}$有关，$PM_{2.5}$每增加5 $\mu g/m^3$，肺腺癌的发病风险比为1.55。

③ 遗传和基因改变。已有研究发现肺癌是个体易感性与环境致癌因素相互作用的结果。35.8%的肺鳞癌患者有肺癌家族史，58.3%的细支气管肺泡细胞癌女性患者有肺癌家族史。肺癌的发生发展是一个多基因参与的复杂过程，众多癌基因（如ras、myc、bcl-2）、抑癌基因（如p53、Clu3p、p16、Rb、FHIT）、转移相关基因（如mtal、Tiam-1）参与调控肺癌的发生、发展、侵袭及转移。我国研究表明，两个新基因位点（13q12.12和22q12.2）和几个遗传变异（3q28、5p15.33、13q12.12和22q12.2）位点与中国汉族肺癌易感性有关。

④ 职业因素。与肺癌发病有关的物质有石棉、砷、铬、镍、铍、煤焦油和烟草的加热产物，以及铀、镭等放射性物质衰变时产生的氡和氡气、电离辐射和微波辐射等，可使肺癌发生危险增加3～30倍。从接触到发生肺癌与暴露的时间和程度有关，通常超过10年，平均为16～17年。其中，石棉可能是肺癌发病最常见的职业因素，吸烟可明显加重这一危险性。

⑤ 其他因素。大剂量电离辐射可引起肺癌，但不同射线产生的效应不同。慢性阻塞性肺疾病肺癌的危险因素相当于甚至超过吸烟的风险。结核病患者患肺癌的风险是正常人的 10 倍。病毒感染、真菌毒素（黄曲霉）等也可能对肺癌的发生起诱发作用。抑郁、忧虑、悲伤、紧张、愤怒或焦虑等情绪可使机体产生应激，可影响下丘脑神经内分泌系统的调节以及自主神经系统的功能，降低机体的细胞免疫水平，增加肺癌发生的概率，但其机制尚未被阐明。

4.5.2　避忌替移

（1）控烟

控烟是医生容易做到的，是帮助大众和社会减少肺癌负担的最有效方法。戒烟后 2～15 年间肺癌发生的危险性进行性减少，此后的发病率与终生不吸烟者的发病率相当。戒烟干预方法主要为心理干预和药物治疗，包括向患者讲解吸烟的害处，做好戒烟心理辅导，引导患者科学安全戒烟。

（2）防控呼吸细微粒

我国 $PM_{2.5}$ 的 24 小时平均标准值如下：0～50 为"优"；50～100 为"良"；100～150 为"轻度污染"；150～200 为"中度污染"；200～300 为"重度污染"；严重污染为 300 及以上。这是世界卫生组织设定的最宽标准。为防治 $PM_{2.5}$ 对健康的损害，大众也可以自我设定更严格的 $PM_{2.5}$ 标准，及时采取相应的防控措施：一是建立室内安全小环境，在室内应用空调、加湿器、空气清新器等可明显降低 $PM_{2.5}$ 的浓度，需要清洗或更换滤膜；二是外出需配戴专业防尘口罩，因为颗粒物太细小，一般常规口罩起的作用有限。KN90、KN95、N95 级别的防尘口罩才能有效过滤这类细颗粒物。同时还要选择适合自己面型的口罩，避免因不密合导致的周围泄漏。

此外，我们还应该重视在防控中被忽视的直接和间接的 $PM_{2.5}$ 损害。一是直接危害。不但一手烟会直接危害健康，二手烟（也称被动吸烟）也是危害最广泛、最严重的室内空气污染源之一，因为二手烟中含有焦油、氨、尼古丁、悬浮微粒、$PM_{2.5}$、钋-210 等超过 4 000 种有害化学物质及数十种致癌物质。二是间接危害。雾霾天气和污染环境中的 $PM_{2.5}$，以及残留在衣服、墙壁、地毯和家具，甚至头发和皮肤等表面的烟雾残留物可存在数月。其中，尼古丁可与常见空气污染物亚硝酸反应后形成强力致癌物，可侵入头发、衣服和皮肤，不但对人体产生直接伤害，而且干燥后可再次漂浮到空气中，对小环境中的接触者造成二次或多次侵害。为此，我们建议在可能接触污染环境后，回到家中应立即清洗面部及裸露的肌肤，并洗涤穿过的衣服，以增强自我和对他人的保护。

（3）职业防护

肺癌的相关职业危险因素正引起有关部门的关注，绝大多数职业性肺癌暴露风险都可以预防。我国正在完善相关规划和防控措施，加强劳动保护，减少职业暴露。石棉相关职业已经受到重视，铀、镭等放射性物质衰变时产生的氡和氢气、电离辐射和微波辐射等，也正在受到相应重视，这将有助于降低相关的肺癌发病率和病死率。

（4）其他防护

越来越多的研究显示，绿茶中茶多酚可能有预防肺癌的作用。水果和蔬菜的高摄入与肺癌风险降低相关，这可能与水果和蔬菜中存在特定抗氧化剂、微量营养素如β-胡萝卜素、维生素C、维生素E等有关。

4.5.3 紧抓二防

（1）早发现

筛查是发现早期肺癌和癌前病变的重要途径，也是提高肺癌生存率最有效的环节。2011年，美国国家肺癌筛查试验（NLST）的研究结果表明，低剂量CT（LDCT）筛查可降低高危人群的肺癌病死率。2021年，美国预防服务工作组（USPSTF）发布了新的肺癌LDCT筛查指南，将最小筛查年龄从55岁降到50岁，并将最低烟龄从30年降为20年。

为了推动肺癌二级预防工作，我国在2012年建立了"中国肺癌防治联盟"，钟南山院士当选为名誉主席，我和很多致力于肺癌早诊早治的专家被选为主席和副主席。联盟得到了美国胸科医师学院主席、世界肺癌大会主席和亚太呼吸学会主席的大力支持（见图3-4-6）。在以后制定的共识指南中，专家均建议将我国肺癌高危人群定义为年龄≥40岁，且具有下述任一危险因素者应格外注意：① 吸烟≥400支/年（或20包/年），或曾经吸烟≥400支/年（或20包/年），戒烟时间＜15年；② 环境或高危职业暴露史（如石棉、铍、铀、氡等接触者）；③ 合并慢阻肺、弥漫性肺纤维化或曾患肺结核者；④ 曾患恶性肿瘤或有肺癌家族史者，尤其是一级亲属家族史。此外，还应考虑被动吸烟、烹饪油烟及大气污染等危险因素。

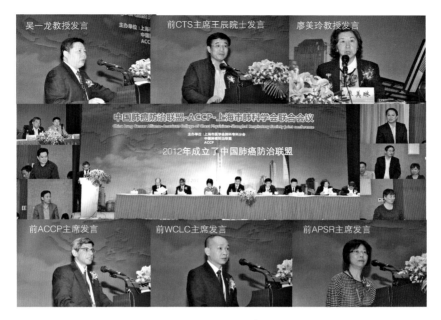

图 3-4-6　2012 年 4 月 26 日在上海建立中国肺癌防治联盟

　　虽然有人怀疑对我国肺癌高危人群定义的修改有过度筛查的可能，但是研究表明这是一个非常及时和正确的决定。例如，复旦大学附属中山医院在 2014 年至 2019 年 6 年间共做肺结节手术 1.64 万例，其中早期肺癌为 0.998 万例，占比 60.8%。患者平均年龄从 2014 年的 63 岁降至 2019 年的 50 岁，依据早期肺癌根治或 10 年存活率可达 90% 以上的研究结果推测，这将大幅度颠覆目前 5 年存活率 19.7% 的现状。如果按照美国标准筛查，50% 的 50 岁以下的人将"被牺牲"。

　　基于此，中国肺癌防治联盟在中国建立了 900 余家"中国肺癌防治联盟肺结节诊治分中心"，还推动了亚太国家的肺癌早诊工作（见图 3-4-7）。2021 年 4 月，我国又启动了"智能辅助百万早期肺癌研究项目"，计划 3 年内启动百家"AI 肺结节诊治分中心"，培训 AI 评估肺结节专家 500~1 000 名，诊断早期肺癌敏感性（避免延误诊断）达到 99%、特异性（避免过度治疗）达到 95% 以上，10 年内救治百万早期肺癌患者。

　　（2）早诊断

　　为推动早期诊断，我们制定了多个共识指南。其中，较有影响力的是在《胸科学》（CHEST）杂志发表的《肺结节评估：亚洲临床实践指南》，在

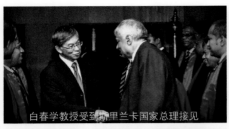
白春学教授受到斯里兰卡国家总理接见

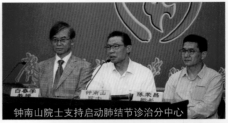
钟南山院士支持启动肺结节诊治分中心

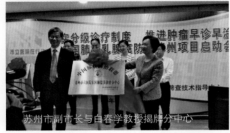
苏州市副市长与白春学教授揭牌分中心

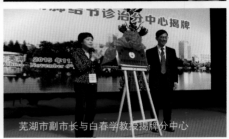
芜湖市副市长与白春学教授揭牌分中心

图 3-4-7 中国肺癌防治联盟建立 900 余家肺结节诊治分中心

《中华结核和呼吸杂志》发表的《肺部结节诊治中国专家共识》。与其他指南相比，《肺结节评估：亚洲临床实践指南》更加认识到大小环境空气污染所带来的肺癌风险，以及非吸烟女性肺腺癌的高发病率。我们建议，在诊断时应考虑亚洲肉芽肿性疾病高发以及其他感染性因素。此外，我们也倾向于更多地使用非手术活检而不是手术活检或随访，较少依赖 PET 扫描，进行比美国胸科医师学会（ACCP）指南推荐的随访期限更长时间的监测。

我国分别在 2015 年和 2018 年发布了首部和再版肺结节诊治共识，主要体现在细化肺结节的分类，对肺结节、微小结节进行了精确的定义，更符合国情地定义了我国肺癌高危人群，推荐进行较欧美指南更年轻的 LDCT 筛查，着重强调了肺结节的影像学诊断和鉴别诊断。

（3）早治疗

我国约 75% 的肺癌患者在诊断时已属晚期，5 年生存率仅为 15.6%，而早期肺癌接受手术治疗后 10 年生存率可达 92%。因此，降低肺癌患者死亡率的关键是早期诊断和及时治疗。因心肺功能不能耐受手术者，可以考虑精准放疗或射频消融等治疗。

4.5.4 智保无虞

为解决《肺结节评估：亚洲临床实践指南》和《肺部结节诊治中国

专家共识》难以解决的难定性肺结节过度治疗和延误诊断问题，我们制定并发表了《物联网辅助评估管理肺结节中国专家共识》。在我们研发的PNapp 5A 中融入了共识指南和 AI，智能保障肺癌早诊无虞（简称"智保无虞"），终极目标是实现"元医治未病，大医惠众生"的愿景。

参考文献

［1］东方网.小结节竟是原位癌.物联网医学帮忙排查"定时炸弹"[EB/OL].
　　［2014-08-10］.https://news.ifeng.com/a/20140810/41517173_0.shtml.

［2］白春学,李为民,陈良安.早期肺癌［M］.北京：人民卫生出版社,2018.

［3］王吉耀,葛均波,邹和建.实用内科学（第 16 版）［M］.北京：人民卫生出版社,2022.

［4］白春学.物联网医学分级诊疗手册［M］.北京：人民卫生出版社,2015.

［5］白春学.实用物联网医学［M］.北京：人民卫生出版社,2014.

［6］白春学,赵建龙.物联网医学［M］.北京：科学出版社,2016.

［7］中国肺癌防治联盟,中华医学会呼吸病学分会肺癌学组,中国医师协会呼吸医师分会肺癌工作委员会.肺癌筛查与管理中国专家共识［J］.国际呼吸杂志,2019,39（21）：1604-1615.

［8］中华医学会呼吸病学分会肺癌学组,中国肺癌防治联盟专家组.肺部结节诊治中国专家共识［J］.中华结核和呼吸杂志,2015,38（4）：249-254.

［9］中国物联网辅助肺结节诊治专家组.物联网辅助肺结节诊治中国专家共识［J］.国际呼吸杂志,2017,37（8）：561-568.

［10］中华医学会呼吸病学分会肺癌学组,中国肺癌防治联盟专家组.肺结节诊治中国专家共识（2018 年版）［J］.中华结核和呼吸杂志,2018,41（10）：763-771.

［11］中国肺癌防治联盟,中华医学会呼吸病学分会肺癌学组,中国医师协会呼吸医师分会肺癌工作委员会.肺癌筛查与管理中国专家共识［J］.国际呼吸杂志,2019,39（21）：1604-1615.

［12］中国物联网辅助评估管理肺结节专家组.物联网辅助评估管理肺结节中国专家共识［J］.国际呼吸杂志,2022,42（1）：5-12.

［13］中华医学会呼吸病学分会肺癌学组,中国肺癌防治联盟.肺癌防治工作的回顾与展望［J］.中华结核和呼吸杂志,2013,36（12）：898-901.

［14］中华医学会呼吸病学分会肺癌学组,中国肺癌防治联盟.原发性支气管肺癌早期诊断中国专家共识（草案）［J］.中华结核和呼吸杂志,2014,

37（3）：172-176.

[15] 白春学.物联网医学三加二式肺结节鉴别诊断法［J］.国际呼吸杂志，2014，34（16）：1201-1202.

[16] 白春学.通过四个一，抓住中国肺结节诊治新契机［J］.国际呼吸杂志，2016，36（8）：561-562.

[17] 杨达伟，白春学.物联网在医疗领域的发展现状及趋势［J］.中华医学信息导报，2021，36（19）：14.

[18] 童琳，杨达伟，白春学.美国肺癌防治工作对中国的启示［J］.国际呼吸杂志，2021，41（5）：321-324.

[19] 郑荣寿，孙可欣，张思维，等.2015年中国恶性肿瘤流行情况分析［J］.中华肿瘤杂志，2019，41（1）：19-28.

[20] BAI C, CHOI C M, CHU C M, et al. Evaluation of pulmonary nodules: clinical practice consensus guidelines for Asia[J]. Chest, 2016, 150(4): 877-893.

[21] International Early Lung Cancer Action Program Investigators. Survival of patients with stage I lung cancer detected on CT screening[J]. The New England Journal of Medicine, 2006, 355(17): 1763-1771.

[22] LE V, YANG D W, ZHU Y, et al. Quantitative CT analysis of pulmonary nodules for lung adenocarcinoma risk classification based on an exponential weighted grey scale angular density distribution feature[J]. Computer methods and programs in biomedicine, 2018, 160: 141-151.

[23] YANG D, BAI C, WANG N, et al. Artificial Intelligence vs. LungRADs for Lung Nodule Diagnosis in an Asian Population[M]//A110. NOVEL IMAGING FOR LUNG CANCER: A PICTURE IS WORTH A THOUSAND WORDS. American Thoracic Society, 2019: A2608-A2608.

[24] YANG D, POWELL C, BAI C, et al. P3. 13-037 deep learning system for lung nodule detection[J]. Journal of thoracic oncology, 2017, 12(11): S2329.

[25] THUEMMLER C, BAI C X. Health 4.0: How virtualization and big data are revolutionizing healthcare[M]. Cham: Springer International Publishing, 2017.

[26] CHEN W, ZHENG R, BAADE P D, et al. Cancer statistics in China, 2015[J]. CA: a cancer journal for clinicians, 2016, 66(2): 115-132.

[27] ZENG H, CHEN W, ZHENG R, et al. Changing cancer survival in China during 2003-15: a pooled analysis of 17 population-based cancer registries[J]. The Lancet Global Health, 2018, 6(5): e555-e567.

[28] PASTORINO U, BELLOMI M, LANDONI C, et al. Early lung-cancer detection with spiral CT and positron emission tomography in heavy smokers: 2-year results[J]. The Lancet, 2003, 362(9384): 593-597.

第五节　哮喘急性发作管理新模式

2022 年 3 月，上海某医院一名从事临床工作的护士在家中出现哮喘急性发作后用药没得到缓解，家属送其去医院抢救也没成功。此事在网上引起了强烈反响，推测的原因众说纷纭。事实上，哮喘急性发作的诊治相当复杂，邓丽君女士在泰国演出期间就是死于哮喘急性发作。可以说，哮喘急性发作是冰冻三尺非一日之寒。

自从全球支气管哮喘防治创议（Global Initiative for Asthma，GINA）在 2006 年提出"哮喘控制"的概念后，2014 年又强调哮喘的治疗目标是实现"哮喘的总体控制"。但是，哮喘防治创议的效果仍然不够理想，在急性发作期控制不好就会死亡，美国每年约有 4 000 人死于哮喘。哮喘突然死亡常为猝死，或与原有基础病有关。猝死的原因主要为重度呼吸衰竭、气胸、纵膈气肿以及多脏器功能衰竭。原有基础疾病，如慢性阻塞性肺病、肺纤维化、慢性心血管疾病，心肺功能失代偿或已经出现了轻度障碍，对哮喘的发作均会起到推波助澜的作用。此外，哮喘急性发作后低氧、二氧化碳潴留和酸中毒也会加重这些基础疾病的恶化，诱发重度呼吸衰竭或严重心律失常而死亡。偶有特异性超敏反应、心衰时应用洋地黄或 β 受体阻滞剂等也可诱发严重的心律失常，引起心跳停止。

但是，哮喘属于良性疾患。如果患者能够接受很好的教育，配合医生积极做好共识指南推荐的控制性治疗，并做好防控急性发作的准备，将会大大减少突然死亡。特别是应用"智能评估哮喘急性加重应用程序"（ASapp 5A），将会更好地助力防治哮喘急性发作，取得事半功倍的效果。

5.1 顶层设计

将物联网辅助诊治哮喘急性加重共识指南融入 5A 流程中，可将其拓展为使"复杂问题简单化，简单问题数字化，数字问题程序化，程序问题体系化"的"5A 引擎"。再将后者整合到虚实融合和虚实联动的元宇宙 VR、AR 技术中，由元医云结合"云＋端"元宇宙医疗哮喘平台（见图 3-5-1）整合、深度挖掘与协调 ASapp 5A 引擎的信息，赋能一线医生（含基层医生）和专家（虚实身份）进行虚实互动的"知己知彼，避忌替移，三级联动，智争无虞"特殊功能，赋能一线医生高水平同质化预防和救治哮喘急性发作，实现"元医治未病，大医惠众生"的愿景。

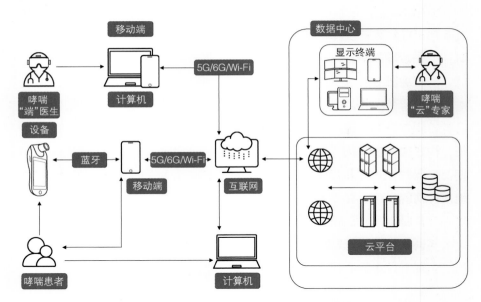

图 3-5-1 "云＋端"元宇宙医疗哮喘平台

5.2 元宇宙医学平台

5.2.1 元医务人员及设备

（1）元医务人员

元医务人员是指为元宇宙医疗服务的专家、一线医生和护士。真实世界的医务人员均须具备有效的服务期执业证书，虚拟世界化身则要有行业专家委员会，如 IAMM 和卫生行政部门联合考核认定。原则上，专家应为熟练哮喘急性发作期诊治的知名专家（即各个学科的主任医师），其化身应为被权威部门考核认可的在全国有影响力的、牵头国内外相关共识指南制定的、长期从事这一专病（每年专病门诊不少于 1 000 例次）的专家。一线医生和护士的化身也应按照类似的要求进行考核，待专家化身的实践取得可行性经验后，再陆续开展。

（2）元宇宙技术设备

根据哮喘急性发作诊治需要的功能配备，为教学用 VR 眼镜，如果为了虚实互动和手术等，则需要其他类型的 AR、MR 或 XR 人机接口（眼镜）。

5.2.2　元医云

元医云是可以自我维护和管理的虚拟计算资源，为大型服务器集群，其中包括计算服务器、存储服务器、宽带资源等。这里的云端特指参与哮喘急性发作期诊疗服务云计算的计算机集合。云端是软件和操作系统的中间载体，能解决以往使用软件时需要安装、维护以及对硬件资源有一定要求等影响使用效率的问题，实现真正的、完全的软件绿色化。通过元医云可以进行云计算框架下的海量信息深度挖掘，提取哮喘全程临床信息和监测参数特征，构建该哮喘急性发作期数据模型，以及提供基于物联网的哮喘急性发作期信息监测交互和在线医疗服务等。为了使 VR、AR、XR 或 MR 技术更好地发挥功能，建议与边缘云和雾计算联合构建三维的不同类型云计算，以解决元宇宙医学运行过程中受到局域网影响的问题，便于全时空高效地进行元医云整合，深度挖掘与协调"5A 引擎"的信息，赋能哮喘急性发作期的救治，实现"元医治未病，大医惠众生"的愿景（见图 3-5-1）。

5.2.3　"端"引擎

"端"引擎为医生智能手机、PAD 或者笔记本电脑下载应用的"端"软件小程序。我们研发了微信应用程序 ASapp 5A（见图 3-5-2），即辅助哮喘急性发作诊治 5A 法。扫描 ASapp 5A 二维码（向 IAMM 申请，通过审核后获得）后即可注册和获得授权，然后可通过其页面选择键与元医云进行实时在线的交流互动，应用基于元医云平台上运行的小程序辅助哮喘急性加重诊治。ASapp 5A 是我们开发的首个用于哮喘急性加重的全球移动应用程序，除了遵循小程序设计规范外，后端还使用 Java 语言开发、

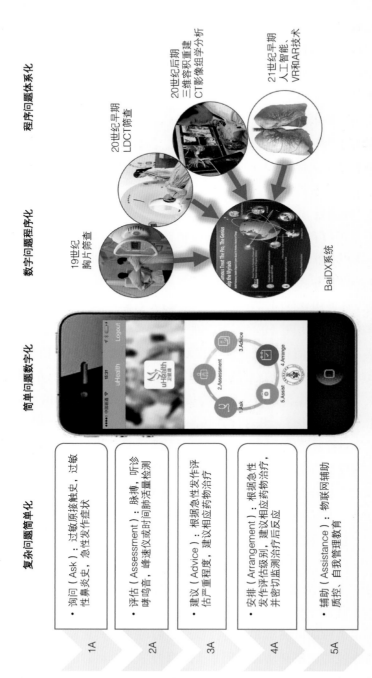

复杂问题简单化

1A
- 询问（Ask）：过敏原接触史、过敏性鼻炎史，急性发作症状

2A
- 评估（Assessment）：脉搏，听诊哮鸣音，峰速仪或实时间肺活量检测

3A
- 建议（Advice）：根据急性发作评估严重程度，建议相应药物治疗

4A
- 安排（Arrangement）：根据急性发作级别，建议急性药物治疗，并密切监测治疗后反应

5A
- 辅助（Assistance）：物联网辅助质控，自我管理教育

简单问题数字化

数字问题程序化

程序问题体系化

19世纪
胸片筛查

20世纪早期
LDCT筛查

20世纪后期
三维容积重建
CT影像组学分析

21世纪早期
人工智能、
VR和AR技术

BaiDX系统

图3-5-2 ASapp 5A 应用程序

OSS 用作数据存储，上传至云计算后，供其监测数据、分析和深度挖掘，得出辅助诊断和治疗的参考意见，最终辅助所有医生简便易行地根据其流程化智能系统辅助哮喘急性加重的诊断和治疗。

5.2.4　元宇宙医学功能

在元宇宙医学中，借助虚拟身份，医生化身可帮助患者了解哮喘病情，理解治疗方案（见表 3-5-1）。专家化身通过丰富的肢体语言辅以三维道具和图文知识，能使患者更好地理解诊断和治疗方案，更配合治疗，提高哮喘急性发作期救治的效率。

表 3-5-1　元宇宙特征用于哮喘急性发作救治的意义

元宇宙特征	赋能哮喘急性发作救治的意义
身份（Identity）	人们能以虚拟身份进入虚拟世界，自由地开展哮喘急性发作期相关医疗活动。患者虚拟身份便于保护隐私，医生虚拟身份可以进行讲座，开展多元化虚实互动的医疗和大健康服务。以虚拟身份自由地进行哮喘急性发作期管理，可打破医院之间的信息孤岛效应
朋友（Friends）	元宇宙内置的社交网络便于医患双方通过这一网络在元医院中进行哮喘急性发作期的多元化虚实互动医疗和大健康活动，如咨询、看病挂号、就诊、接受患者教育、互动和沟通
随地（Anywhere）	不需要独立空间，也不需要其他软硬件和专业技术人员辅助，不受时间、地点限制，仅需要一副与云平台互动的 VR、AR 眼镜即可应用"云＋端"系统服务哮喘急性发作期医疗和大健康
沉浸感（Immersive）	应用 VR、AR、XR 技术服务哮喘急性发作期患者，可以行使沉浸式、虚实融合和虚实互动式医疗实践，增加乐趣和依从性；可进行相关的教育、专业培训和会诊；也可通过 AR 和 XR 技术进行会诊、培训急救治疗、雾化吸入治疗和氧疗
便捷（Low Friction）	各级别医生均能以化身参加平台上的病例会诊，提出诊疗和管理意见。由于哮喘急性发作期病例化身不涉及隐私，可被用于内部快速穿梭和沉浸式体验及讨论。这也有利于赋能陈述性和程序性知识的融会贯通，可颠覆性提高医生的培养速度

ASapp 5A 可以辅助一线医生和专家进行交流互动，做好医院的预急救方案，帮助患者建立绿色通道，提高抢救成功率，并协助患者痊愈后的长期随访。物联网医学技术还可提高医生程序性知识的掌握和融会贯通，

协调和指导"避忌替移"，赋能急性发作期患者采用 AR 辅助急救车来前急救（见图 3-5-3），甚至是赋能院前和急救车上的急救（见图 3-5-4）。专家通过 VR、AR 和 XR 等技术，可以创造沉浸式体验，赋能医生和患者教育，防治哮喘急性发作，以及早发现、早诊断和早治疗急性发作的水

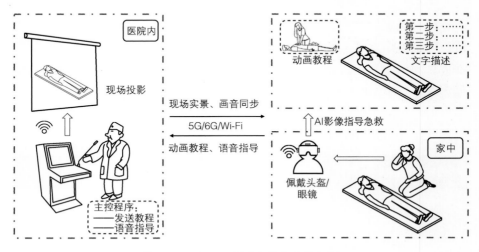

图 3-5-3　AR 辅助急救车来前急救

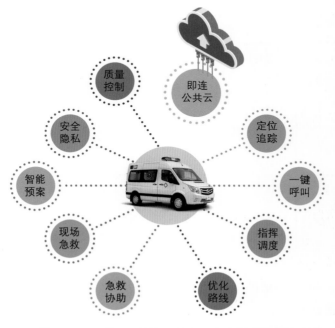

图 3-5-4　"云＋端"元宇宙医疗赋能院前急救

平。同时，元宇宙医学也便于"云＋端"联动培养一线医生，特别是会诊、指导雾化治疗、机械通气等操作性治疗，赋能程序性知识的融会贯通和助力提高同质化医疗水平（见表 3-5-2）。

表 3-5-2　元宇宙医学助力提高同质化医疗水平

元宇宙医学特征	赋能哮喘急性发作期诊疗三级联动新模式
多样性（Variety）：医生教育	依赖将共识指南融入其中的 ASapp 5A 引擎，使"复杂问简单化，简单问题数字化，数字问题程序化，程序问题体系化"，赋能陈述性和程序性知识的融会贯通，颠覆性助力诊治哮喘急性发作期医生的培养速度
多样性（Variety）：诊断	可联合 AI 技术提高临床研究和诊断水平。ASapp 5A 可以辅助医患沟通，评估病情，填写 ASapp 5A 的 1A 和 2A 部分，赋能专家与一线医生交流互动，提高哮喘急性发作期的迅速诊断率
多样性（Variety）：治疗	以 VR 方式指导院外哮喘急性发作期患者自我管理、用药、雾化吸入治疗、氧疗和家庭急救。急性发作后，医生应用 AR 技术可以辅助院前和急诊前急救，以及进行氧疗与呼吸机参数设定模拟和情景预演
多样性（Variety）：康复	应用 VR、AR 技术，康复师可为患者设计个体化的康复方案，使其安全出院，并无缝链接其家中的康复训练，如辅助哮喘患者进行雾化治疗和氧疗，避免急性发作和恢复肺功能
多样性（Variety）：患者教育	借助 ASapp 5A 云平台，辅助哮喘急性发作的"云＋端"互动管理，教育患者"知己知彼，避忌替移"，预防急性发作或迅速有效缓解发作。应用物联网技术更有利于"云端联动，智争无虞"地帮助患者自救，提高缓解率，避免病情加重

元宇宙医学还可助力好医生的培养，提高年轻医生和基层医生的同质化诊疗水平，赋能专家和"端"医生与患者的交流互动、疑难问题会诊。专家可以通过培训一线医生落实"知己知彼，避忌替移，云端联动，智争无虞"16 字方针（见图 3-5-5），提高患者对哮喘的认识和对治疗的依从性，预防和减少急性发作，改善生活质量和预后。专家通过其化身将颠覆性放大其"元医治未病，大医惠众生"的作用。

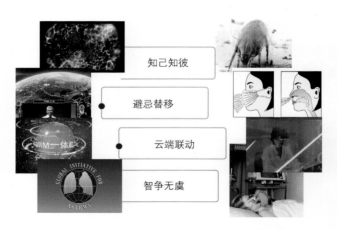

图 3-5-5　应用 VR/AR 技术教育患者和培训医生

5.3 元宇宙医学诊治流程

5.3.1　1A 询问（Ask）

为提高急救工作效率，在预约登记（推荐）时或在门急诊和急诊就诊时，建议由患者或其监护人尽早填报表 3-5-3 的相关的信息：（1）基本信息（性别、年龄、居住地、电话号码）；（2）是否有过敏性鼻炎；（3）既往发作史；（4）体温。有条件且依从性好的患者还可填报表 3-5-4 信息，有利于做好急救预案，提高诊疗和急救效率，但是这需要一线医生核对。如果时间和条件允许，一线医生应该比较哮喘发作前后的肺功能恶化情况，量化哮喘发作的严重程度。如果原有症状加重，并伴随呼气流量峰值（PEF）明显降低、哮鸣音、奇脉和血气分析异常，常提示为重度和危重度哮喘患者，应做好急救准备。综合表 3-5-3 的相关指标与表 3-5-4 的另外 5 项指标考虑，只要符合某一严重程度的指标 ≥ 4 项，即可提示为该级别的急性发作，应该积极咨询相关医生或去医院就医。

5.3.2　2A 测定（Assessment）

由于哮喘发作的程度轻重不一，应该及时发现与死亡相关的高危因素和科学准确地评估严重程度，助力抢救成功。为达此目的，需要经验丰富的医生迅速核对表 3-5-3 信息，并填报表 3-5-4 的相关信息：（1）奇脉；（2）辅助呼吸肌活动及三凹征；（3）pH；（4）动脉血二氧化碳分压

表 3-5-3 患者或家属自评哮喘急性发作严重程度

临床特点	轻 度	中 度	重 度	危 重
气短	步行、上楼时	稍事活动	休息时	休息时，明显
体位	可平卧	喜坐位	端坐呼吸	端坐呼吸或平卧
讲话方式	连续成句	单句	单词	不能讲话
精神状态	可有焦虑，尚安静	时有焦虑或烦躁	常有焦虑、烦躁	嗜睡或意识模糊
出汗	无	无	大汗淋漓	大汗淋漓
呼吸频率	轻度增加	增加	常 > 30 次 /min	常 > 30 次 /min
哮鸣音	散在，呼吸末期	响亮，弥散	响亮，弥散	减弱，乃至无
脉率（次 /min）	< 100	100～120	> 120	脉率变慢或不规则
最初支气管舒张剂治疗后 PEF 占预计值 % 或个人最佳值 %	> 80	60～80	< 60 或 100 L/min 或作用时间 < 2 h	无法完成检测
SaO$_2$（吸空气，%）	> 95	91～95	≤ 90	≤ 90

表 3-5-4 哮喘急性发作时病情严重程度的分级

临床特点	轻 度	中 度	重 度	危 重
奇脉	无，< 10 mmHg	可有，10～25 mmHg	常有，10～25 mmHg（成人）	无，提示呼吸肌疲劳
辅助呼吸肌活动及三凹征	常无	可有	常有	胸腹矛盾呼吸
pH	正常	正常	正常或降低	降低
PaCO$_2$（mmHg）	< 45	≤ 45	> 45	> 45
PaO$_2$（吸空气，mmHg）	正常	≥ 60	< 60	< 60

（PaCO$_2$）；（5）动脉血氧分压（PaO$_2$）（见表 3-5-4）。然后，医生会迅速评估病情的严重程度，以便制定恰当的治疗方案和紧急治疗，必要时尽早转至医院就医。将表 3-5-4 与表 3-5-3 相加综合判断，只要符合某一严重程度的指标 ≥ 4 项，即提示为该级别的急性发作，应该根据分级给予及时恰当的处理。

为了制定合适的治疗方案，提高抢救成功率，还应该了解高危患者的既往史：（1）气管插管和机械通气濒于致死性哮喘的病史；（2）过去一年中因哮喘发作而住院或急诊；（3）正在使用或最近刚刚停用口服激素；（4）目前未使用吸入激素；（5）过分依赖短效 β2 受体激动剂（SABA），特别是每月使用沙丁胺醇（或等效药物）超过 1 支的患者；（6）心理障碍或社会心理问题史，包括使用镇静剂；（7）对哮喘治疗依从性差；（8）有食物过敏史。哮喘发作的治疗取决于哮喘加重的严重程度以及对治疗的反应。

根据登记信息和相关问题及检测结果，在医生端 ASapp 5A 会智能辅助自动生成"是否"哮喘急性发作的提示，以及病情严重程度的"分级"。"急性发作期诊断"常因接触变应原、各种理化刺激物或呼吸道感染诱发，偶在无明显诱因的情况下发生，多见于治疗依从性差、控制欠佳的患者，偶见于轻度或控制良好的哮喘患者。急性发作可在数小时或数天内出现，偶尔可在数分钟内危及生命。哮喘急性发作时，常见的表现为呼吸困难、喘息、气促、胸闷和咳嗽等症状，是以呼气流量降低为特征的阶段，程度轻重不一，或原有症状急剧加重，或在短时间内出现，或迅速加重。

5.3.3　3A 建议（Advice）

如果符合哮喘急性发作的诊断，且患者已经接受过医生按照共识指南要求的教育，并掌握了治疗方法，轻中度急性发作者可参考前面介绍的指南先在家里进行自我处理。需要特别注意的是，应用 ASapp 5A 辅助监测治疗反应，效果不好时应及时请求一线医生的帮助。

SABA 是缓解哮喘症状最有效的药物，患者可根据病情轻重每次使用 2~4 喷，一般间隔三小时重复使用，直到症状缓解。在使用 SABA 时应同时增加控制药物，如吸入糖皮质激素（ICS）（增加的 ICS 剂量至少是基础使用剂量的 2 倍，最高剂量可用到 2 000 μg/d）、二丙酸倍氯米松或等效剂量的其他 ICS 治疗。如果控制药物使用的是布地奈德-福莫特罗联合制剂，则可以直接增加吸入布地奈德-福莫特罗（160/4.5 μg 规格）1～2 吸，但每天该药物不要超过 8 吸。

此外，还应该特别注意以下几个方面。

一是口服激素的使用。如果初始治疗和增加控制治疗 2～3 天后患者症状未完全缓解或者症状迅速加重，PEF 或 FEV1 占预计值＜60%，或者患者既往有突发严重哮喘急性发作史，应口服激素治疗，建议给予泼尼松 0.5～1.0 mg/kg 或等效剂量的其他口服激素治疗 5～7 天。

二是后续处理。初始治疗 1～2 天后自我评估治疗反应不佳，如哮喘症状使日常活动受限或 PEF 下降＞20% 达 2 天以上，应及时到医院就诊，在医生指导下调整治疗。经过自我处理后，即使症状缓解的患者也建议到医院就诊，评估哮喘控制状况和查寻发作原因，调整控制药物的使用，预防以后哮喘发作。

5.3.4　4A 安排（Arrangement）

（1）轻中度急性发作的医院处理

应用 ASapp 5A 可辅助监测治疗反应，同时防治药物不良反应，如 β2 受体激动剂的心脏不良反应，建议尽可能在吸入药物结束后立即漱口吐掉，以避免残留在口腔黏膜上的药物被吸收入血产生不良反应。

如果患者自我处理后症状无明显缓解，或者症状持续加重，应立即去医院就医。反复使用吸入性 SABA 是治疗急性发作最有效的方法，在第 1 小时可每 20 分钟吸入 4～10 喷，随后根据治疗反应，轻度急性发作可调整为每 3～4 小时吸入 2～4 喷，中度急性发作每 1～2 小时重复吸入 6～10 喷。对初始吸入 SABA 反应良好，呼吸困难得到显著缓解，PEF 占预计值＞60%～80%，且疗效维持 3～4 小时的患者，通常不需要使用其他药物。此外，也可以采用雾化吸入 SABA 和短效胆碱 M 受体拮抗剂（SAMA）雾化溶液，每 4～6 小时 1 次。

此外，还应该特别注意以下几个方面。

① 口服激素治疗。对 SABA 初始治疗反应不佳或在控制药物治疗基础上发生急性发作的患者，推荐使用泼尼松 0.5～1.0 mg/kg 或等效剂量的其他全身激素口服 5～7 天。症状减轻后迅速减量或完全停药。

② 雾化吸入激素。对患有胃十二指肠溃疡、糖尿病等的患者，全身使

用激素应列为禁忌证，可以给予激素雾化溶液吸入治疗。雾化吸入药物可直接作用于靶器官，具有起效迅速、疗效佳、全身不良反应少、不需患者刻意配合等优点。经以上处理后，需要严密观察和评估病情，如果病情持续恶化需收入院治疗，病情好转、稳定者可以回家继续治疗。

（2）中重度急性发作的处理

应该在医院由一线医生处理。特别需要注意的是，应用 ASapp 5A 辅助监测治疗反应，同时防治药物不良反应，如 β2 受体激动剂的心脏不良反应。静脉全身激素给药应采取静脉和口服序贯给药，以减少激素用量和不良反应。

在按照以上介绍的自我处理方法处理的同时，应尽快到医院就诊或在急诊室立即干预治疗。

① 应用支气管舒张剂。首选吸入 SABA 治疗，可用压力定量气雾剂经储雾器给药，或使用 SABA 的雾化溶液经喷射雾化装置给药。两种给药方法疗效相似。初始治疗阶段，推荐间断（每 20 分钟）或连续雾化给药，随后根据需要间断给药（每 4 小时 1 次）。吸入型 SABA（如沙丁胺醇或特布他林）较口服和静脉给药起效更快，不良反应更少。对中重度哮喘急性发作或经 SABA 治疗效果不佳的患者可采用 SABA 联合 SAMA 雾化溶液吸入治疗。

② 静脉滴注茶碱类药物治疗。重度患者还可以联合氨茶碱，一般每日剂量不超过 0.8 g，静脉滴注过程中要密切观察药物对心血管、胃肠道的不良反应，禁忌静脉推注氨茶碱。

③ 肌肉注射肾上腺素。伴有过敏性休克和血管性水肿的患者可以考虑肌肉注射肾上腺素，但不推荐常规使用。

④ 口服全身激素。对于中重度哮喘急性发作者，应尽早使用全身激素。口服激素吸收好，起效时间与静脉给药相近。推荐用法：泼尼松 0.5～1.0 mg/kg 或等效的其他激素。

⑤ 静脉全身激素。对于严重急性发作者或不宜口服激素者，可以静脉给药。推荐用法：甲泼尼龙 80～160 mg/d，或氢化可的松 400～1 000 mg/d 分次给药。地塞米松因半衰期较长，对肾上腺皮质功能抑制作用较强，一般不推荐使用。静脉和口服给药的序贯疗法可减少激素用量和不良反应，如静脉使用激素 2～3 天，继之以口服激素 3～5 天。

⑥ 氧疗。对于低氧血症（氧饱和度 < 90%）和呼吸困难者，可给予控制性氧疗，使其氧饱和度维持在 93% ~ 95%。

⑦ 其他。如果有明确的细菌感染的证据，如发热、脓性痰及肺炎的影像学依据等，也应该给予抗生素治疗。

（3）急性重度和危重哮喘的处理

急性重度和危重哮喘应该在医院监护室由一线医生处理。需要特别注意的是，应用 ASapp 5A 辅助监测呼吸支持的反应，及时调整呼吸支持模式和参数。由于呼吸支持是一门艺术，属于手工业作坊式操作，一线医生感到力不从心时应该及时通过"云 + 端"物联网或元医平台请教专家，实践虚实互动的元宇宙医疗。

对于经上述药物治疗效果不明显的急性重度和危重哮喘患者，可根据临床症状、肺功能和血气或无创脉氧仪判断，应及时给予机械辅助呼吸治疗。应用指征主要包括：意识改变、呼吸肌疲劳、$PaCO_2 \geqslant 45\ mmHg$ 或脉氧仪测定 $SO_2 < 90\%$ 等。部分患者可使用经鼻高流量氧疗、经鼻（面）罩无创机械辅助呼吸，若无改善则尽早行气管插管机械通气。

5.3.5　5A 物联网辅助（Assistance with IoT）

（1）ASapp 5A 助力自救

哮喘急性发作期的处理原则为在常规管理基础上给予缓解药物，避免危及生命的后果，并应用 ASapp 5A 助力给予及时有效的紧急治疗，特别是根据急性发作时病情分级（表 3-5-3 和表 3-5-4），与"云 + 端"互动管理非常关键。对于危重度患者，在救护车转运途中的急救处理也非常重要。为提高抢救成功率，救护车应该具有急救设备和有经验的救护团队，在 ASapp 5A 指导下，"云 + 端"互动干预即可自动生成提示辅助治疗的意见。治疗的目的应该注重尽快缓解症状，解除气流受限和改善低氧血症，同时还需要制定长期治疗方案以预防再次急性发作。

（2）治疗评估和后续处理

经初始足量的支气管舒张剂和激素治疗后，若病情继续恶化则需要再评估，同时考虑是否需要转入重症加强护理病房（ICU）治疗。初始治疗症状显著改善，PEF 或 FEV1 占预计值恢复到个人最佳值 60% 以上者可回家继续治疗，PEF 或 FEV1 占预计值为 40% ~ 60% 者应在监护下回到家庭或社区医院继续治疗。哮喘严重急性发作常提示过去的治疗方案不能有效地控制哮喘病情和预防哮喘加重，或者是患者没有采用规范的控制治疗。在患者症状缓解后出院时，应评估检查患者治疗依从性、是否正确使用吸入药物装置、潜在的急性发作诱因等，应为患者制定详细的长期治疗计划，适当的指导和示范，并给予密切监护和长期随访。

5.4 患者教育

"避忌替移"诱发因素对于防治哮喘急性发作非常重要。常见的诱发因素包括：环境和职业过敏原、感染、运动、吸入性刺激物、情绪、阿司匹林和胃食管反流。感染性诱发物在幼儿时期主要包括呼吸道合胞病毒、鼻病毒和副流感病毒感染，在年长儿和成人中多为上呼吸道炎症（尤其是鼻病毒）和肺炎。运动也能诱发哮喘的发作，尤其是在寒冷或干燥的环境中运动。吸入刺激物包括空气污染、吸烟、香水和清洁剂。情绪波动如焦虑、生气和激动兴奋易诱发哮喘急性发作。对 30% 以上的老人或严重的哮喘患者来说，阿司匹林是一种刺激因素，典型者伴有鼻息肉和鼻窦充血。最近研究认为，胃食管反流病是哮喘的常见促发因素，可能是通过胃食管酸性物质或由于微量酸吸入引发反射性气道收缩。过敏性鼻炎常并发哮喘，现在尚不清楚这两种疾病是否为同一种过敏过程的不同表现，抑或过敏性鼻炎只是独立的哮喘诱发因素。

"避"，即避免接触过敏的物质，如远离可能导致过敏的植物（如花）、宠物皮毛、排泄物等。采用空气净化的新风系统移除含有过敏原的室内空气，对某些花粉（如柳絮、蒿草、葎草）敬而远之，外出时戴口罩，避免接触使用过敏的首饰、化妆品、染发剂等，都是避免接触过敏物质的有效途径。

"忌"，即忌讳接触或食入可致过敏的物质。家中"忌"养可能致敏的花及宠物，"忌"食用明确或可能过敏的食物。这需要综合自己的条件和知识，因为生活中真正做到"忌"并不容易。完全单一的原始食物越来越少，加工食品多数为混合各种食物和添加剂烹制而成。需要采取发达国家的办法，严格规定标注食品详细成分表，便于过敏患者查询。对于特殊人群也需要创造条件"忌"，如对牛奶、鸡蛋过敏的婴幼儿，在没有母乳时可以制备水解蛋白配方奶粉防治过敏，其机制是只有肽链结构的蛋白质才会过敏，将肽链分解成单个氨基酸就不会引起过敏了。

"替"，即必须接触某种过敏物品时，用其他物质替换。例如，对牛羊肉过敏者可以吃猪肉，对鸡蛋（动物蛋白）过敏者可以吃大豆（植物蛋白），对牛奶过敏者可以吃羊奶。看似简单，其实很难。因为食物会产生交叉过敏反应，如对开心果过敏的人，也可能对金橘、花椒过敏。食物和花粉也可能有交叉过敏反应，如对蒿草过敏的人，也可能对梨、桃、荔枝、龙眼等水果过敏。

"移"，即离开导致过敏的环境。有条件的过敏者可以移居到其他地区生活和工作。例如，有的人对柳絮、蒿草过敏，移居到没有这种植物的环境中就不会过敏。

5.5 质量控制

由于我国医学教育水平和资源仍低于发达国家，要想大幅度改善目前的哮喘发病总体控制率仅为 28.5% 的水平，避免急性发作或死亡，需要应用元宇宙医学这一利器，通过质量控制来解决同质化临床诊疗的质量控制问题。物联网有利于起到"三个链接全时空，融合四众在其中，质控防保与诊疗，全新模式惠众生"的效果，需要特别重视其中表 3-5-3 和表 3-5-4 的评分、哮喘分期、哮喘急性发作分度，应用吸入糖皮质激素治疗的比率、治疗监测比率、哮喘发作会诊率、诊断复核率、治疗方案复核率、疗效复核率等。

参考文献

[1]　白春学. 物联网医学分级诊疗手册［M］. 北京：人民卫生出版社，2015.

[2]　白春学. 实用物联网医学［M］. 北京：人民卫生出版社，2014.

[3]　白春学，赵建龙. 物联网医学［M］. 北京：科学出版社，2016.

[4]　BEERS M H，王卫平. 默克诊疗手册第 19 版［M］. 北京：人民卫生出版社，2021.

[5]　中国物联网辅助雾化吸入治疗专家组. 物联网辅助雾化吸入治疗中国专家共识［J］. 国际呼吸杂志，2017，37（10）：721-728.

［6］ 中华医学会呼吸病学分会哮喘学组. 支气管哮喘防治指南（2020年版）［J］. 中华结核和呼吸杂志，2020，43（12）：1023-1048.

［7］ GBD 2015 Chronic Respiratory Disease Collaborators. Global, regional, and national deaths, prevalence, disability-adjusted life years, and years lived with disability for chronic obstructive pulmonary disease and asthma, 1990-2015: a systematic analysis for the Global Burden of Disease Study 2015[J]. The Lancet Respiratory Medicine, 2017, 5(9): 691-706.

［8］ SONG W J, KANG M G, CHANG Y S, et al. Epidemiology of adult asthma in Asia: toward a better understanding[J]. Asia Pacific Allergy, 2014, 4(2): 75-85.

［9］ HASELKORN T, CHEN H, MILLER D P, et al. Asthma control and activity limitations: insights from the Real-world Evaluation of Asthma Control and Treatment (REACT) study[J]. Annals of allergy, asthma & immunology, 2010, 104(6): 471-477.

［10］ SONG Y L, JIANG J J, WANG X, et al. Prospect and application of Internet of Things technology for prevention of SARIs[J]. Clinical eHealth, 2020, 3: 1-4.

［11］ MONTAG C, BECKER B, GAN C. The multipurpose application WeChat: a review on recent research[J]. Frontiers in psychology, 2018, 9: 2247.

［12］ ZHANG W, LI Z R, LI Z. WeChat as a Platform for Problem-Based Learning in a Dental Practical Clerkship: Feasibility Study[J]. Journal of Medical Internet Research, 2019, 21(3): e12127.

［13］ LI D. 5G and intelligence medicine—how the next generation of wireless technology will reconstruct healthcare?[J]. Precision clinical medicine, 2019, 2(4): 205-208.

［14］ CHIH-LIN I, HAN S, XU Z, et al. 5G: rethink mobile communications for 2020+[J]. Philosophical Transactions of the Royal Society A: Mathematical, Physical and Engineering Sciences, 2016, 374(2062): 20140432.

［15］ HUANG K, YANG T, XU J, et al. Prevalence, risk factors, and management of asthma in China: a national cross-sectional study[J]. The Lancet, 2019, 394(10196): 407-418.

［16］ Global Initiative for Asthma. Global strategy for asthma management and prevention(2019 update)[R/OL]. [2019-04-13]. https://ginasthma.org/wp-content/uploads/2019/06/GINA-2019-main-report-June-2019-wms.pdf.

［17］ PRICE D, FLETCHER M, VAN DER MOLEN T. Asthma control and management in 8, 000 European patients: the REcognise Asthma and LInk to Symptoms and Experience (REALISE) survey[J]. NPJ primary care respiratory medicin, 2014, 24: 14009.

[18] LIN J, WANG W, CHEN P, et al. Prevalence and risk factors of asthma in mainland China: The CARE study[J]. Respiratory Medicine, 2018, 137: 48−54.

[19] SU N, LIN J, CHEN P, et al. Evaluation of asthma control and patient's perception of asthma: findings and analysis of a nationwide questionnaire-based survey in China[J]. Journal of Asthma, 2013, 50(8): 861−870.

[20] ZHONG N, LIN J, ZHENG J, et al. Uncontrolled asthma and its risk factors in adult Chinese asthma patients[J]. Therapeutic advances in respiratory disease, 2016, 10(6): 507−517.

[21] WU X L, SONG Z J, LIU F L, ET AL. Chinese Expert Consensus on the application of the Internet of Things as Assistive Technology for the Diagnosis and Treatment of Acute Asthma Exacerbations[J]. Expert Review of Respiratory Medicine, submitted.

第六节　ARDS 诊治新模式

急性呼吸窘迫综合征（Acute Respiratory Distress Syndrome，ARDS）是指心源性以外的各种肺内、外致病因素引起的急性、进行性、缺氧性急性呼吸衰竭。目前，国际上多采用"柏林定义"对 ARDS 作出诊断及严重程度分层，并需要与多种疾病进行鉴别诊断。近年来暴发的新冠肺炎、甲型流感（H1N1、H5N1 和 H7N9）、严重急性呼吸综合征（SARS）等疾病均可引起 ARDS。因其传染性强、死亡率高，引起了各国卫生部门和危重医学的关注。这也促使研究人员重视并深入研究其发病机制，进行早期诊断，推广保护性机械通气以及其他行之有效的治疗方法。ARDS 病因复杂，致使早期诊断困难，并缺乏单一的有效治疗方法，死亡率高达 40% ～ 70%。呼吸支持是重要的治疗手段，由于难以掌握，需要专家指导调整，且常表现为手工业作坊式水平高低不一的疗效。幸运的是，近年来研发的物联网技术可以辅助解决这些问题。"智能辅助 ARDS 诊治应用程序"（ARapp 5A）可使"复杂问题简单化，简单问题数字化，数字问题程序化，程序问题体系化"，迅速提高了 ARDS 的诊治水平。为此，根据物联网医学基础和以往的临床实践，基于智能辅助 ARapp 5A，我设计了 ARDS 诊治新模式，同时为将来拓展为元宇宙医疗奠定了基础。

6.1 顶层设计

将物联网辅助 ARDS 诊治共识指南融入 ARapp 5A 流程中，可将其拓展为使复杂问题"简单化、数字化、程序化和体系化"的"5A 引擎"，再将后者整合到虚实融合和虚实联动的元宇宙 VR、AR、XR 或 MR 技术中，由元医云结合"云＋端"元宇宙医疗 ARDS 平台（见图 3-6-1）进行整合，深度挖掘与协调 ARapp 5A 引擎的信息，赋能一线医生（含基层医生）

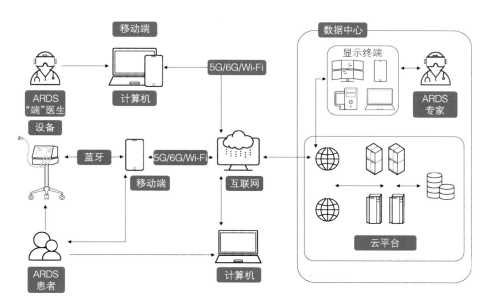

图 3-6-1　"云 + 端"元宇宙医疗 ARDS 平台

和 ARDS 专家（虚实身份）虚实互动地提高 ARDS 的同质化诊疗水平，实现元宇宙医学的"元医治未病，大医惠众生"的愿景。

6.2 元宇宙医学平台

6.2.1　元医务人员及设备

（1）元医务人员

元医务人员是指为元宇宙医疗服务的专家、一线医生和护士。真实世界的医务人员须持有有效的服务期执业证书，虚拟世界化身则须经过行业专家委员会，如 IAMM 和卫生行政部门联合考核认定。原则上，专家应为熟练 ARDS 诊治的知名专家（即各个学科的主任医师），其化身应为被权威部门考核认可的具有全国影响力的、牵头国内外相关共识指南制定的、长期从事这一专病（每年门诊和查房诊治 ARDS 不少于 300 例次）的专家。一线医生和护士的化身也需要按照类似的要求进行考核，需要等待专家化身的实践取得可行性经验后，再陆续开展。

（2）元宇宙技术设备

根据 ARDS 诊治需要的功能配备，为教学用 VR 眼镜，如果为了虚实互动和手术等，则需要其他类型的 AR、MR 或 XR 人机接口（眼镜）。

6.2.2 元医云

元医云是可以进行自我维护和管理的虚拟计算资源，为大型服务器集群，其中包括计算服务器、存储服务器、宽带资源等。这里的云端特指参与 ARDS 诊疗服务云计算的计算机集合。云端是软件和操作系统的中间载体，能解决以往使用软件时需要安装、维护以及对硬件资源有一定要求等影响使用效率的问题，实现真正的、完全的软件绿色化。通过元医云可以进行云计算框架下的海量信息深度挖掘，提取 ARDS 临床信息和胸部影像学参数特征，构建该 ARDS 数据模型，以及提供基于物联网的 ARDS 信息监测交互和在线医疗服务等。为了使 VR、AR、XR 或 MR 技术更好地发挥功能，建议与边缘云和雾计算联合构建三维的不同类型云计算，以解决元宇宙技术运行过程中受到局域网影响的问题，便于全时空高效地进行元医云整合，深度挖掘与协调"5A 引擎"的信息，提高 ARDS 同质化诊疗水平，实现"元医治未病，大医惠众生"愿景（见图 3-6-1）。

6.2.3 "端"引擎

"端"引擎为医生智能手机、PAD 或者笔记本电脑下载应用的"端"软件。我们研发了微信 ARapp 5A 应用程序（见图 3-6-2），即辅助 ARDS 诊治 5A 法。扫描 ARapp 5A 二维码（向 IAMM 申请，通过审核后获得）后即可注册和获得授权，然后可通过其页面选择键与元医云进行实

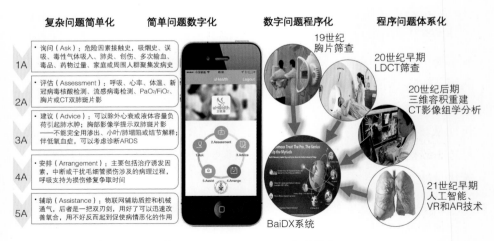

图 3-6-2　ARapp 5A 应用程序

时在线的交流互动，应用基于元医云平台上运行的小程序辅助 ARDS 诊治。ARapp 5A 是我们开发的首个用于 ARDS 的全球移动应用程序，除了遵循小程序设计规范外，后端还使用 Java 语言开发、OSS 用作数据存储，上传至云计算后，供其监测数据、分析和深度挖掘，得出辅助诊断和治疗的参考意见，最终辅助所有医生简便易行地根据其流程化智能系统辅助 ARDS 的诊断和治疗。

6.2.4　元宇宙医学功能

在元宇宙医学中，借助虚拟身份，医生化身可帮助患者了解病情，理解治疗方案（见表 3-6-1），辅助 ARDS 的"云＋端"互动诊断和管理，提高二级预防的效率，甚至是辅助院前和急救车上的急救。元宇宙医学不但可以辅助一线医生和专家交流互动，做好医院的预急救方案，还可帮助患者建立绿色通道，争取时间提高抢救成功率。

表 3-6-1　元宇宙特征用于 ARDS 诊治的意义

元宇宙特征	赋能 ARDS 诊治的意义
身份 （Identity）	人们能以虚拟身份进入虚拟世界，自由地开展 ARDS 相关医疗活动。患者虚拟身份便于保护隐私，医生虚拟身份可以进行讲座，开展"云＋端"多元化虚实互动的医疗和大健康服务，可打破医院之间的信息孤岛效应
朋友 （Friends）	元宇宙内置的社交网络便于供需 ARDS 医患双方通过这一网络在元健康中进行多元化虚实互动的医疗和大健康活动，如看病挂号、就诊、接受患者教育、互动和沟通
随地 （Anywhere）	不需要独立空间，也不需要其他软硬件和专业技术人员辅助，不受时间地点限制，仅仅需要一副与云平台互动的 VR、AR 眼镜即可应用"云＋端"系统服务 ARDS 医疗和大健康
沉浸感 （Immersive）	应用 VR、AR、XR 技术服务 ARDS 患者，可进行沉浸式、虚实融合和虚实互动式医疗实践，增加乐趣和依从性；可进行相关的教育、专业培训和会诊；也可通过 AR 和 XR 技术培训呼吸机模式和参数设定
便捷 （Low Friction）	各级别医生均能以化身参加平台上的病例会诊，提出诊疗和管理意见。由于 ARDS 病例化身不涉及隐私，可被用于内部快速穿梭和沉浸式体验及讨论，也利于赋能陈述性和程序性知识的融会贯通，颠覆性提高医生的培养速度

ARapp 5A 同时也便于"云＋端"联动培养一线医生，虚实专家（虚专家指其化身）能以丰富的肢体语言辅以三维道具和图文知识，指导一线医生更好地理解治疗方案，增加接受教育的依从性，特别是会诊后如何实践机械通气等操作性治疗，并可赋能程序性知识的融会贯通，助力提高同质化医疗水平。专家通过其化身将颠覆性放大其大医惠众作用（见表3-6-2）。

表 3-6-2　元宇宙医学赋能提高医生同质化医疗水平

元宇宙医学特征	赋能 ARDS 诊疗三级联动新模式
多样性（Variety）：医生教育	依赖将共识指南融入其中的 ARapp 5A 引擎，使"复杂简单化，简单问题数字化，数字问题程序化，程序问题体系化"，赋能陈述性和程序性知识的融会贯通，可颠覆性助力诊治 ARDS 医生的培养速度
多样性（Variety）：诊断	可联合 AI 技术提高临床研究和诊断水平。借助 ARapp 5A 辅助 ARDS 诊断和鉴别诊断，以及分级。也可由元医院召集多科专家进行"云＋端"会诊，使交流可随时随地发生，互动更高效
多样性（Variety）：治疗	应用 ARapp 5A 可以辅助专家指导一线医生按照共识指南治疗 ARDS，也可由元医院召集多学科专家进行"云＋端"会诊，辅助重度 ARDS 的治疗
多样性（Variety）：康复和教育	应用 VR、AR 技术，康复师可为患者设计个体化的康复方案，使其安全出院，并无缝链接院外的康复治疗过程，在家中进行长期的康复训练，如恢复肺功能、锻炼身体等，助其早日恢复工作

元宇宙医学技术还可协调和指挥 ARDS 急救治疗，甚至是家庭、院前和急救车上的急救（见图3-6-3）。VR、AR 和 XR 等技术可以通过创造沉浸式体验，赋能医生教育，提高早发现、早诊断和早治疗 ARDS 水平。

6.3 元宇宙医学诊治流程

6.3.1　1A 询问（Ask）

1A 流程主要询问 ARDS 诊断和鉴别诊断必须要了解的问题：（1）吸烟（有吸烟者：吸烟年数、每日包数；无吸烟者：有无被动吸烟、年数；

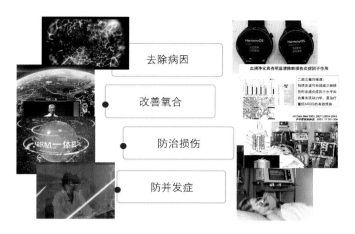

图 3-6-3 元宇宙医学赋能院前监测和院内诊疗

戒烟者：有无戒烟超过 15 年）；（2）吸入（胃内容、盐/淡水）；（3）毒性气体吸入（二氧化氮、烟雾、氨、光气）；（4）双侧肺炎（病毒、细菌、卡氏肺囊虫肺炎）；（5）脓毒症；（6）创伤；（7）多次输血；（8）休克（伴有其他病因）；（9）弥漫性血管内凝血；（10）胰腺炎；（11）栓塞（脂肪栓塞、羊水栓塞）；（12）药物（麻醉药、毒品、镇静剂）；（13）神经源性（头部创伤、颅内出血、癫痫）；（14）机械通气（过度扩张和/或肺泡周期性开放和关闭）；（15）家庭或周围人群聚集发病史。上述问题可以涵盖大多数 ARDS 的病因，如果要考虑得更全面，还需要参考表 3-6-3 列出的其他病因。

6.3.2　2A 测定（Assessment）

2A 流程主要是上传测定结果。（1）呼吸：（次/分钟）；（2）HR：（次/分钟）；（3）体温：（摄氏度）；（4）有无新冠病毒核酸检测阳性；（5）有无流感病毒检测阳性；（6）动脉血氧分压（PaO_2）/吸氧浓度（FiO_2）；（7）胸片或 CT：双肺斑片影——不能完全用渗出、小叶/肺塌陷或结节解释。

虽然 ARDS 诊断检测简便易行，所有医院甚至社区卫生中心均可以做到，但是解读结果尤其是解读影像学结果需要专业水平，这在以往是很难做到的。ARapp 5A 为此提供了解决方案，可以方便地将影像数据传给元医云专家，借助 AI 核片就能很快传回报告。

各种外源性（包括新冠肺炎）ARDS 早期和晚期的影像学改变是不同

表 3-6-3 ARDS 常见病因及分类

病　因	病　因　分　类
误吸	胃内容、盐 / 淡水（接近溺水）、碳氢化合物
有毒气体吸入	二氧化氮（NO_2）、烟雾、氨、光气、碳酰氯（第一次世界大战用作化学武器）
双侧肺炎	病毒、细菌、杰氏肺囊虫肺炎
脓毒症	由细菌等病原微生物侵入机体引起的全身炎症反应综合征
休克	伴有其他病因
创伤	机械性创伤、化学性创伤
弥漫性血管内凝血	多种疾病进展过程中产生凝血功能障碍的最终共同途径，导致组织和器官损伤
栓塞	脂肪栓塞、羊水栓塞
药物	麻醉药、毒品，镇静剂、阿司匹林（罕见）
多次输血	—
胰腺炎	—
神经源性	头部创伤、颅内出血、癫痫
机械通气	过度扩张和 / 或肺泡周期性开放和关闭

的。早期，由于肺毛细血管膜通透性一致增高，可引起血管内液体甚至有形成分渗到血管外，呈非重力依赖性影像学变化。薄层 CT 对于检测这一变化具有很高的敏感性，甚至可发现局限于间质的肺水肿。随着病程进一步发展，当渗出液突破肺泡上皮防线进入肺泡内后，才会引起双肺斑片状阴影。由于重力依赖性作用，渗出液易坠积在下垂肺区域（仰卧时，主要在背部），很容易被薄层 CT 发现这种片状阴影表现（见图 3-6-4）。为提高鉴别诊断的精确性，还可分别进行仰卧和俯卧位比较性 CT 扫描。在无肺毛细血管膜损伤时，两肺斑片状阴影均匀分布，既不出现重力依赖性现象，也无变换体位后的重力依赖性变化。这一特点有助于与肺部感染性疾患相鉴别，但很难与心源性肺水肿区分，因为充血性心力衰竭引起的高静水压性肺水肿可完全模拟 ARDS 的体位性影像学变化。

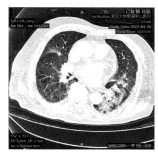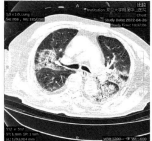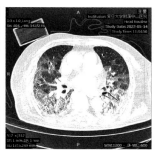

图 3-6-4　ARDS 的影像学表现

6.3.3　3A 建议（Advice）

（1）诊断

ARapp 5A 将根据 1A 和 2A 上传的信息，自动生成智能辅助诊断参考意见（见表 3-6-4）。根据共识指南的诊断标准和主要特点，在 1A 和 2A 数据上传后，具备以下 3 项特点即可自动生成诊断参考意见：① 不能用心衰或液体容量负荷过重解释；② 胸部影像学提示双肺斑片影——不能完全用渗出、小叶 / 肺塌陷或结节解释；③ 低氧血症。

表 3-6-4　急性呼吸窘迫综合征诊断和分级

病　程	已知临床发病或呼吸症状新发或加重后 1 星期内
胸片或 CT	双肺斑片影——不能完全用渗出、小叶 / 肺塌陷或结节解释
水肿起源	无法用心力衰竭或体液超负荷完全解释的呼吸衰竭。如果不存在危险因素，则需要进行客观评估（如超声心动图），以排除流体静力型水肿
氧合[a] 轻度 中度 重度	200 mmHg $<$ PaO_2/FiO_2 $\leqslant$ 300 mmHg 伴 PEEP 或 CPAP $\geqslant$ 5 cmH$_2$O[b] 100 mmHg $<$ PaO_2/FiO_2 $\leqslant$ 200 mmHg 伴 PEEP $\geqslant$ 5 cmH$_2$O PaO_2/FiO_2 $\leqslant$ 100 mmHg 伴 PEEP $\geqslant$ 5 cmH$_2$O

注：CPAP 指持续性气道正压；FiO$_2$ 指吸入氧浓度；PaO$_2$ 指动脉氧分压；PEEP 指呼气末正压；a 如果海拔大于 1 000 m，需通过以下方式校正 [PaO$_2$/FiO$_2$（大气压 /760）]；b 对于轻度急性呼吸窘迫综合征患者，可通过无创机械通气给予 PEEP。

如果患者有肌肉酸痛、乏力等症状，或有家庭或周围人群集团发病史，应该进行流感病毒或新冠病毒感染鉴别诊断，进一步检查或请求会诊。ARapp 5A 会提示自动连接"鉴别–流感–新冠"相关共识指南处理（见图 3–6–5）。

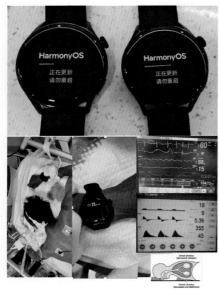

001 JIJG 新型冠状病毒肺炎（危重型）俯卧位机械通气

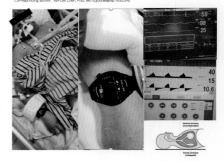

002 LIXY新型冠状病毒肺炎（危重型）仰卧位机械通气

图 3–6–5 "云＋端"元宇宙医疗辅助新冠肺炎 ARDS 诊治

（2）鉴别诊断

中华医学会呼吸病分会提出的 ARDS 的诊断标准为：① 有发病高危因素；② 急性起病，呼吸频数和（或）呼吸窘迫；③ 低氧血症，急性肺损伤（ALI）时 $PaO_2/FiO_2 \leq 300$ mmHg（1 mmHg=0.133 kPa），ARDS 时 $PaO_2/FiO_2 \leq 200$ mmHg；④ 胸部影像提示两肺浸润阴影；⑤ 肺毛细血管楔压（PCWP）≤ 18 mmHg 或临床上能除外心源性肺水肿。凡符合以上 5 项即可以诊断为 ALI 或 ARDS。与 1994 年美国–欧洲共识会提出的 AECC 诊断标准比较，我国 ARDS 的诊断标准并没有解决对于 AECC 诊断标准的争论，尤其是第四项和第五项的局限性。如果患者既往有呼吸系统疾病或 ARDS 的病因为肺炎，吸入毒性气体或胃内容物，即可明显影响上述影像学变化，或与上述表现重叠而影响诊断。此外，PCWP < 18 mmHg 可排除心源性肺水肿，但 PCWP > 18 mmHg 时不能只诊断为心源性肺水肿，而将 ARDS 除外，在输液过多或原有心功能失代偿时，可能出现两者并存。柏林定义指出了 AECC 定义的不足，并对其做出修正（见表 3-6-5）。与 AECC 标准相比，柏林定义修正有了较大的改善，但也有研究发现其诊断 ARDS 的敏感性和特异性也有限。

表 3-6-5 柏林定义提出 AECC 定义的局限性及修正方法

	AECC 定义	AECC 局限性	柏林定义修正
时间	急性起病	缺乏"急性"定义	指定的急性时限
ALI 分类	PaO_2/FiO_2 < 300 mmHg	当 PaO_2/FiO_2=201～300 时，容易混淆 AIL 和 ARDS	通过严重程度分为 3 个不同的亚型，并去除 ALI
氧合	PaO_2/FiO_2 ≤ 300 mmHg（无论 PEEP 如何）	由于 PEEP 和（或）FiO_2 的影响，PaO_2/FiO_2 常与实际不一致	各亚型中考虑最小的 PEEP
			在重度 ARDS 患者中，FiO_2 的影响较小
胸部影像学	胸片示双侧弥漫性浸润	在不同观察者之间，胸片的结果缺乏可靠性	明确胸片标准，并进行相应的举例
PAWP	测量 PAWP ≤ 18 mmHg，或无临床证据提示左心房高压	高 PAWP 与 ARDS 可能同时存在	去除 PAWP
		PAWP 和左心房高压的评价在不同观察者之间缺乏一致性	定义为非流体静力型肺水肿引起的呼吸衰竭
		—	进行客观评估（例如超声心动图）[a] 以排除流体静力型水肿
危险因素	无	没有列入正式定义	有危险因素，但无法识别时，需要客观评估以排除流体静力性水肿

注：AECC 指美国-欧洲共识会议；ALI 指急性肺损伤；ARDS 指急性呼吸窘迫综合征；FiO_2 指吸入氧浓度；PaO_2 指动脉氧分压；PAWP 指肺动脉楔压；PEEP 指呼吸末正压；a 根据要求提供。

6.3.4 4A 安排（Arrangement）

ARDS 的治疗涉及多方面的知识，更包括药物和设备。首先需要了解和监测患者的临床信息，为元医云专家制定诊疗方案提供参考（见图3-6-6）。其次，去除病因，改善氧合，防治肺损伤和防治并发症。另外，最难掌握的是机械通气（或称呼吸支持），这是一门很难掌握的艺术，需要元宇宙的虚实互动赋能（见图3-6-3和图3-6-5）。

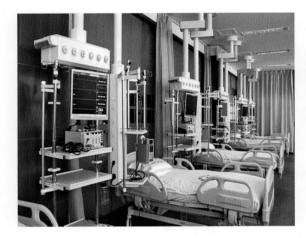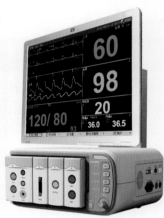

图 3-6-6 ARDS 临床信息监测系统

（1）去除病因

去除病因是防治 ARDS 的重要措施。对于有敏感药物的病毒感染，应及早使用相应抗病毒药物。如果基础疾病为脓毒血症，除了清除感染灶外，应及早给予经验性抗生素治疗，再根据治疗反应和药敏试验调整。但是，细菌逐渐耐药和病毒不断变异，且单纯控制微生物感染并不能完全阻止细胞因子的释放，这些均会造成治疗的困难。防控院内交叉感染和加强呼吸道卫生，如有效地进行呼吸道湿化、物理排痰、鼓励患者咳嗽等，常会取得事半功倍的效果。

（2）防治肺水肿和维持心输出量

为防治肺水肿，在治疗中应采取有效措施防治血管内静水压力升高，以加速肺水肿消散和改善呼吸功能。一个合理的策略是在保持适当系统灌注压的前提下，保持低水平的有效血管内容量，即液体负平衡。对于休克尤其是脓毒性休克患者，可考虑应用血管加压药物来保证重要器官灌注，并保持氧运输正常化。此外，维持心输出量对于患者组织供氧极其重要，尤其是使用机械通气或 PEEP 的患者，因为后两者常会减少心输出量。可通过脉搏指示连续心排血量监测（PiCCO）指导容量管理来避免这些问题。

（3）改善气体交换

① 提高吸氧浓度。提高 FiO_2 和氧帐可以纠正低通气－血流比值所致的中度缺氧，但当分流量较大时，效果较差。因为 ARDS 患者的低氧血症主要是肺泡内渗出和肺不张所引起的分流样效应，需应用机械通气加 PEEP 治疗。

② 机械通气。已往研究表明，PEEP 改善氧合的机制是增加功能残气量，重新启用萎陷的肺泡。虽然历史上推荐用 12～15 ml/kg 的潮气量进行机械通气，但相对大的潮气量可引起呼吸机相关性肺损伤。美国国家卫生研究院 ARDS 协作网比较了 861 例 ARDS 患者传统潮气量（12 ml/kg）与小潮气量（6 ml/kg）的临床效果。在小潮气量组中要求平台压（在吸气末 0.5 秒时测定气道压）不超过 30 cm H_2O，并制定了相应的方案来调整 FiO_2 和 PEEP。结果表明，死亡率在传统潮气量组为 39.8%，而在小潮气量组为 31%（P=0.007）。虽然后者存在人机不配合、氧合改善不满意和 CO_2 排除困难等问题，但是死亡率减少了 22%。此外，任何通气模式，平台压减去呼气末正压为吸气驱动压，其大小与肺损伤有显著相关性，一旦确诊 ARDS 后应该尽早开始小潮气量通气，即肺保护性通气。在新冠病毒诱发 ARDS 的治疗中，ATS 和 ERS 指南制定专家发现各国对俯卧位通气又积累了很多经验，可用于有条件的医院。但是，一氧化氮的应用尚没有达成一致意见。

③ 膜氧合和血液净化。早在 1970 年，研究人员即认识到呼吸机相关肺损伤的可能性，并启动了体外膜肺（ECMO）联合小潮气量机械通气的临床研究。其后，《新英格兰医学杂志》（NEJM）发表了 ECMO 治疗甲型流感的经验，其治疗 ARDS 的意义又再次得到了重视。新冠肺炎疫情流行期间，ATS 的指南建议，对标准治疗无效的严重 ARDS 患者可采用 ECMO 治疗。我们的全球最早临床前研究证明血液净化可改善心肺功能，减少肺水肿，降低肺渗透性和炎症，降低前炎细胞因子的血浆浓度（见图 3－6－4）。此外，我们还提出联合血液净化和 ECMO 治疗 ARDS，并获得专利授权，但是还缺乏随机对照的临床研究证实其有效性和可行性。

（4）防治肺损伤

① 抗炎治疗。大量研究表明肺损伤的本质是炎症，这也引起了医生对抗炎治疗的兴趣，特别是应用糖皮质激素治疗。中小剂量的糖皮质激素有可能降低脓毒性休克和 ARDS 的发生率和病死率，而大剂量的糖皮质激素治疗可增加感染的风险。通过对以往多项研究的综合分析，我们推荐在 ARDS 起病 14 天以前开始应用甲泼尼龙〔起始剂量为 1～1.5 mg/（kg·d），如 7～9 天后无改善，可增加至 2 mg/（kg·d）〕。但是，需要选择合适患者，在恰当时间内给予恰当剂量才会奏效。已有一些研究表明，中药也可以治疗肺损伤。我们随机对照的大规模临床研究发现，传统中药血必净注射液能够减轻 ARDS 患者的炎症反应和改善预后，在国家抗击新冠病毒指南中得到推荐。姜黄素也有一定治疗肺损伤的作用，可以进一步考虑临床研究。此外，我们另一全球最早的临床前研究表明，大剂量氨溴索也可明确减轻 IL-6 和 TNF-a 释放，与对照组相比具有明显的抗炎作用。角化细胞生长因子（KGF）和干细胞治疗也有改善肺损伤的作用，我们期待进一步研究，特别是临床研究结果。

② 防治继发性肺损伤。已有大量临床研究表明，呼吸机相关肺损伤加速了患者死亡，其机制可能是通过加重原已存在的肺损伤，随之延长需要机械通气时间，增加并发症和死亡率。呼吸机相关肺损伤也可增加炎症介质释放入血，引起其他脏器功能障碍，诱发多器官功能障碍综合征（MODS）。现在临床上采用的小潮气量通气策略可能无法完全预防该并发症发生，需要发展新的治疗方法改善这一现状。

（5）支持治疗

① 营养治疗。与饥饿状态的营养不良不同，ARDS 和 MODS 的营养衰竭不是机体高代谢与营养缺乏共同作用的结果。经胃肠道补充营养能更好地保持胃肠黏膜正常功能，避免肠道黏膜细胞萎缩，支持胃肠道保持正常的菌落分布和组成，维护胃肠屏障，防止外来细菌生长和肠道细菌移位。

② 镇静剂和肌松药物的使用。充分但又不过分使用镇静剂是保证有效和良好机械通气的一个重要条件，可以减少机械通气的并发症（如应激性溃疡、颅内压升高等）。但是，使用镇静剂时应当进行充分监测，防止药物过量造成气道分泌物潴留、低血压等并发症。近代机械通气管理建议减

少长期或频繁使用肌肉松弛剂，因为后者不仅会造成药物性损伤，还可掩盖病情发展或不恰当的呼吸机设置所造成的问题。但是，近年来又有研究发现，严重 ARDS 患者短期使用肌松剂可减少气压伤，改善人机协调。早期、短程使用不会导致患者获得性肌无力。

（6）改善酸碱平衡紊乱

过去的观点提倡维持动脉血 pH 正常，但近几年发现，许多病情严重的 ARDS 患者仍能够很好地耐受呼吸性酸中毒。因此，pH ≥ 7.15 并不一定需要碳酸氢钠治疗。但是，如果酸血症患者同时合并心律失常或意识水平下降时，如无其他可纠正的引起酸血症的原因，则需要积极治疗。治疗的目标是减少或缓解酸血症所致的并发症，但常常不需要将 pH 恢复至正常范围。

（7）防治并发症

防治并发症的措施包括：① 预防呼吸机相关性肺炎；② 防治气压伤；③ 防治应激性溃疡；④ 防治多脏器功能不全 / 衰竭综合征（MODS/MSOF）；⑤ 防治深静脉及肺动脉血栓形成；⑥ 防治误吸。

6.3.5　5A 辅助（Assistance）

（1）呼吸支持技术

在 ARDS 治疗中，最有挑战性的、最难掌握的技术是呼吸支持，或者叫机械通气。因为这是一把双刃剑，用好了可以对氧合改善起到立竿见影的效果，用不好反而起到促使病情恶化的作用。机械通气参数设置不当，以及高浓度氧吸入均可引起肺损伤。这是很难从书本上或者一两次会诊的传帮带过程中学会的技术。因此，呼吸支持不是简单的技术，而是很难掌握的艺术。以往主要靠师徒传承来提高徒弟水平，这也使得小医院或大医院经验少的医生无法达到真正名医的水平。但是，物联网技术特别是元宇宙技术的发展为解决这一问题提供了可能，使基层医院的医生或者是经验少的医生都可以通过这种大幅度提高程序性知识的方法，迅速地提高机械通气的掌握水平，达到名医的同质化水平。

（2）预后与康复

预后与病因、诊治水平、有无 MODS/MSOF 以及并发症有关。出院后，也会有部分存活患者遗留各种问题。① 气促。大部分患者经治疗后，肺功能可在 3 个月内得到改善，6 个月内恢复正常，但少数患者遗留肺纤维化问题，持续气促。② 乏力和肌肉无力。住院期间长期机械通气会导致肌肉失用性萎缩，造成呼吸无力，需要早期进行肺康复训练。③ 抑郁。④ 记忆力及思考能力下降。这可能与某些药物或低氧有关。面对这些问题，患者均需要进行积极的康复治疗，尽早、尽最大可能恢复肺功能和工作能力。

6.4 质量控制

质量控制对提高同质化医疗水平非常重要，但在以往是无法做到的。尽管上海在 2003 年成立了中国最早的呼吸内科临床质控中心，但是质量控制只能依靠一年两次的专家检查督导，无法解决同质化水平提高的问题。物联网医学的出现，为解决这一问题提供了可能。当我们应用 ARapp 5A 的时候，即可同时实施在线的质量控制，实时督导和辅导经治医生将诊断和治疗提高到同质化高水平。

参考文献

[1] 白春学，孙波.急性呼吸窘迫综合征［M］.上海：复旦大学出版社，2005.

[2] 王吉耀，葛均波，邹和建.实用内科学（第16版）［M］.北京：人民卫生出版社，2022.

[3] 白春学.急性呼吸窘迫综合征诊断中存在的某些问题和对策探讨［J］.中华结核和呼吸杂志，2001，24（10）：621-622.

[4] 白春学.肺水肿形成和消散的新机制［J］.中华内科杂志，2002，41（3）：203-205.

[5] 吴坚平，顾勇，丁峰，等.高容量血液滤过在犬急性肺损伤中的作用［J］.中华肾脏病杂志，2001，17（5）：301-304.

[6] 洪群英，白春学，宋元林，等.新型通气模式对急性肺损伤犬心肺功能的影响［J］.中国呼吸与危重监护杂志，2002，1：31-35.

[7] 洪群英，白春学，宋元林，等.双水平压力调节通气与反比通气对健康及急性肺损伤犬心肺功能影响的比较研究［J］.中国危重病急救医学，2002，14（3）：134-137.

[8] 蒋进军，白春学，王玲，等.体外膜氧合器对急性肺损伤犬血浆炎症因

子的影响［J］.中华急诊医学杂志，2004，13（5）：299-301.

[9] 白春学.急性呼吸窘迫综合征诊治中存在的问题和对策［J］.中国临床医学，2005，12（2）：183-186.

[10] 白春学.应用连续性血液净化救治急性呼吸窘迫综合征［J］.肾脏病与透析肾移植杂志，2006，15（2）：137-138.

[11] 白春学.急性肺损伤/呼吸窘迫综合征进展［J］.上海医学，2007，30（9）：645-648.

[12] 吴学玲，白春学.新型甲型H1N1流感诱发急性肺损伤的诊治进展［J］.中华结核和呼吸杂志，2010，33（6）：448-451.

[13] 朱晓丹，白春学.ALI/ARDS发病机制及治疗研究进展［J］.中华急诊医学杂志，2010，19（10）：1111-1113.

[14] 宋振举，白春学.我国急性肺损伤/急性呼吸窘迫综合征临床和实验研究进展［J］.内科理论与实践，2010，5（6）：496-499.

[15] 朱晓丹，宋元林，白春学.急性呼吸窘迫综合征——从共识到定义解读［J］.国际呼吸杂志，2012，32（14）：1041-1044.

[16] 童琳，朱晓丹，刘洁，等.角质细胞生长因子-2对脂多糖所致大鼠急性肺损伤的保护作用［J］.中国临床医学，2013，20（6）：747-750.

[17] 周建，宋元林，李静，等.物联网医学应用于H7N9禽流感所致ARDS的诊治［J］.国际呼吸杂志，2015，35（18）：1373-1376.

[18] 白春学.互联网医学急救策略及设备发展前景［J］.世界医疗器械，2016，22（10）11：19-21.

[19] 中国物联网智能辅助ARDS诊治专家组.物联网辅助成人ARDS诊治中国专家共识［J］.中国临床医学杂志，投稿中.

[20] MATTHAY M A, HORAN C, BAI C X, et al. Alveolar epithelial fluid transport under normal and pathological conditions[M]//Acute Respiratory Distress Syndrome. Springer, Boston, MA, 1998: 71-85.

[21] SONG Y L, WANG L L, WANG J, et al. Aquaporins in respiratory system[J]. Aquaporins, 2017: 115-122.

[22] BAI C X, FUKUDA N, SONG Y L, et al. Lung fluid transport in aquaporin-1 and aquaporin-4 knockout mice[J]. The Journal of clinical investigation, 1999, 103(4): 555-561.

[23] SU X, BAI C X, HONG Q Y, et al. Effect of continuous hemofiltration on hemodynamics, lung inflammation and pulmonary edema in a canine model of acute lung injury[J]. Intensive care medicine, 2003, 29(11): 2034-2042.

[24] SU X, WANG L, SONG Y L, et al. Inhibition of inflammatory responses by ambroxol, a mucolytic agent, in a murine model of acute lung injury induced by lipopolysaccharide[J]. Intensive care medicine, 2004, 30(1): 133－140.

[25] SUN J Y, GUO W G, BEN Y, et al. Preventive effects of curcumin and dexamethasone on lung transplantation-associated lung injury in rats[J]. Critical care medicine, 2008, 36(4): 1205－1213.

[26] SUN J, YANG D, LI S, et al. Effects of curcumin or dexamethasone on lung ischaemia-reperfusion injury in rats[J]. European Respiratory Journal, 2009, 33(2): 398－404.

[27] YANG D, SONG Y L, WANG X, et al. Deletion of peroxiredoxin 6 potentiates lipopolysaccharide-induced acute lung injury in mice[J]. Critical care medicine, 2011, 39(4): 756－764.

[28] SONG Z J, SONG Y L, YIN J, et al. Genetic variation in the TNF gene is associated with susceptibility to severe sepsis, but not with mortality[J]. Plos One, 2012, 7(9): e46113.

[29] SONG Z J, YAO C L, YIN J, et al. Genetic variation in the TNF receptor-associated factor 6 gene is associated with susceptibility to sepsis-induced acute lung injury[J]. Journal of translational medicine, 2012, 10(1): 166.

[30] SONG Y L, XU F, SEELEY E J, et al. Acute respiratory distress syndrome: emerging research in China[J]. American Journal of Respiratory and Critical Care Medicine, 2014, 190(10): 1090－1093.

[31] ZHANG D, LI C C, ZHOU J, et al. Autophagy protects against ischemia/reperfusion-induced lung injury through alleviating blood-air barrier damage[J]. The Journal of Heart and Lung Transplantation, 2015, 34(5): 746－755.

[32] ZHANG D, LI C C, SONG Y L, et al. Integrin αvβ5 inhibition protects against ischemia-reperfusion-induced lung injury in an autophagy-dependent manner[J]. American Journal of Physiology-Lung Cellular and Molecular Physiology, 2017, 313(2): 384－394.

[33] YIN J, BAI C X. Pharmacotherapy for adult patients with acute respiratory distress syndrome[J]. Chinese Medical Journal, 2018, 131(10): 1138－1141.

[34] SONG Y L, YAO C, YAO Y M, et al. XueBiJing injection versus placebo for critically ill patients with severe community-acquired pneumonia: a randomized controlled trial[J]. Critical Care Medicine, 2019, 47(9): e735－e743.

[35] SONG Y L, JIANG J J, WANG X, et al. Prospect and application of Internet

of Things technology for prevention of SARIs[J]. Clinical eHealth, 2020, 3: 1−4.

[36]　NIEDERMAN M S, RICHELDI L, CHOTIRMALL S H, et al. Rising to the challenge of COVID−19: advice for pulmonary and critical care and an agenda for research[J]. American journal of respiratory and critical care medicine, 2020, 201(9): 1019−1022.

[37]　BAI C X, CHOTIRMALL S H, RELLO J, et al. Updated guidance on the management of COVID−19: from an American Thoracic Society/European Respiratory Society coordinated international task force (29 July 2020)[J]. European Respiratory Review, 2020, 29(157): 200287.

[38]　YIN J, CHEN Y, HUANG J L, et al. Prognosis-related classification and dynamic monitoring of immune status in patients with sepsis: A prospective observational study[J]. World Journal of Emergency Medicine, 2021, 12(3): 185−191.

[39]　CHAVANNES N H, BAI C X. Welcome to the new era of metaverse in medicine[J]. Clinical eHealth, 2022, 5: 37−38.

[40]　YANG D W, ZHOU J, CHEN R C, et al. Expert consensus on the metaverse in medicine[J]. Clinical eHealth, 2022, 5: 1−9.

[41]　YANG D W, LI K C, CHUA D M W, et al. Application of Internet of Things in Chronic Respiratory Disease Prevention, Diagnosis, Treatment and Management[J]. Clinical eHealth, 2022, 5: 10−16.

第七节 OSA 诊治新模式

阻塞性睡眠呼吸暂停（Obstructive Sleep Apnea，OSA）指睡眠中上气道部分和／或完全闭塞导致呼吸停止＞ 10 秒。常见症状包括烦躁不安、打鼾、反复觉醒、晨起头痛和严重的日间嗜睡。

这一疾患在发达国家的发病率为 2%～4%，上海市 2000 年初期的数据为 3.62%。据统计，全球 30～69 岁（男性和女性）的成年人中有 9.36 亿人患有轻度至重度 OSA，其中有 4.25 亿人患有中度至重度 OSA。中国受影响的人数最多，其次分别是美国、巴西和印度。OSA 的发病危险因素包括肥胖（体重指数＞ 30）、下颌短或后缩、巨舌、扁桃体肿大、咽侧壁肥厚或咽侧壁脂肪垫所致的口咽部"拥堵"，圆形头颅，衬衣领围大于常人。

应该特别重视的是，OSA 常与一些慢性疾病相关，如高血压、卒中、糖尿病、胃食管反流性疾病、夜间型心绞痛、心力衰竭和甲状腺功能减退等。OSA 中大部分患者可能因未得到及时诊治而导致高血压和心衰等疾病。值得注意的是，日间过度嗜睡是意外事故，尤其是交通事故所致的严重创伤和死亡的主要原因。如果能在早期被发现，就能得到及时诊断和恰当治疗，预后良好。为此，我在 2013 年牵头制定了全球首个物联网辅助睡眠呼吸暂停综合征的专家共识。通过"云 + 端"物联网辅助 OSA 诊疗证实，完全符合《"健康中国 2030"规划纲要》中提出的落实健康优先、改革创新、科学发展、公平公正原则，达到强基层、广覆盖的大健康观念。

现在中国已有多学科，包括呼吸科、神经科、耳鼻喉科、内分泌科、心血管科、儿科和全科都积极开展了这一工作，分别制定了不同的 OSA 诊治共识指南。这对推动 OSA 的诊治起到了积极作用，但仍然无法满足大众的需求。究其原因，主要是这些专家共识都没有可以被基层医生一学即会的简便易行的医疗模式和技术。幸运的是，通过 9 年的研究和实践，我们成功研发出"智能辅助 OSA 诊治应用程序"（OSapp 5A），并基于此拓展为简便易行的"云 + 端"（"云"专家联合"端"医生）OSA 诊治新模式，便于实现"元医治未病，大医惠众生"的愿景。

7.1 顶层设计

将物联网辅助 OSA 诊治共识指南融入 5A 流程之中，可将其拓展为使"复杂问题简单化，简单问题数字化，数字问题程序化，程序问题体系化"的"5A 引擎"。再将后者整合到虚实融合和虚实联动的 VR、AR、XR 或 MR 技术中，由元医云结合"云 + 端"元宇宙医疗 OSA 平台（见图 3-7-1）进行整合，深度挖掘与协调 OSapp 5A 的"5A 引擎"信息，赋能"端"医生

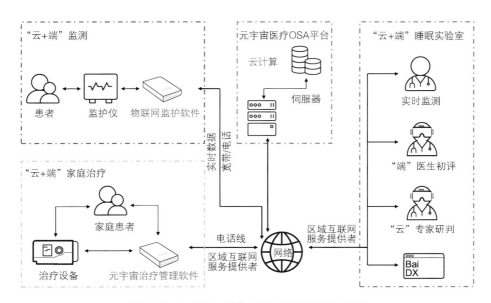

图 3-7-1　"云 + 端"元宇宙医疗 OSA 平台

（含基层医生）和虚实身份"云"专家（睡眠呼吸医学中心研判专家）进行虚实互动的"初评研判二流程"医疗。"端"医生采用简便易行的粗筛仪实行广覆盖的筛查，再由"云"专家复查和制定诊疗方案，与初评医生进行"云＋端"互动，实践元宇宙医疗，达到高水平的 OSA 同质化诊疗效果。

7.2 元宇宙医学平台

7.2.1 元医务人员及设备

7.2.1.1 元医务人员

元医务人员是指为元宇宙医疗服务的专家、一线医生和护士。真实世界的医务人员须持有有效的执业证书，虚拟世界化身则须经过行业专家委员会，如 IAMM 和卫生行政部门联合考核认定。原则上，专家为熟练 OSA 诊治的知名专家（即各个学科的主任医师），其化身应为经权威部门考核认可的具有全国影响力的、牵头国内外相关共识指南制定的、长期从事这一专病（每年专病门诊不少于 1 000 例次）的专家。"端"医生（或基层医生）和护士的化身也需要按照类似的要求进行考核，需要等待专家化身的实践取得可行性经验后，再陆续开展。

7.2.1.2 元宇宙技术设备

根据 OSA 诊治需要的功能配备，为教学用 VR 眼镜，如果为了虚实互动和手术等，则需要其他类型的 AR、MR 或 XR 人机接口（眼镜）。

7.2.1.3 监测设备

可将监测设备划分为 Ⅰ ～ Ⅳ 级，其中 Ⅱ ～ Ⅳ 级可称为便携式监测（Portable Monitoring，PM）设备。

（1）"端"医生或基层医院所需设备

"端"医生或基层医院仅需经济便捷的Ⅲ级或Ⅳ级设备即可：① Ⅲ级改良便携式睡眠呼吸暂停检查（modified portable sleep-apnea testing）设备，记录至少 4 个指标，包括心电图或心率、血氧饱和度及至少 2 个导联的呼吸指标（两导呼吸运动，或呼吸运动和呼吸气流各一个导联），检查过程不要求有专业人员监测；② Ⅳ级单或双生物指标记录（continuous single or dual bioparameter recording）设备，至少监测血氧饱和度、气流或呼吸运动中的一项，不要求有专业人员监测检查过程（见图 3-7-2）。近年来，脉搏传导时间和睡眠垫已经被应用于睡眠结构以及 OSA 的评估，但不是采用标准的脑电分析完成，准确性尚需验证，仅能被分类为Ⅳ级（见图3-7-3）。因其简便易行，利于广覆盖推广，可推荐用于基层医院筛查，最终由"云"专家复核。

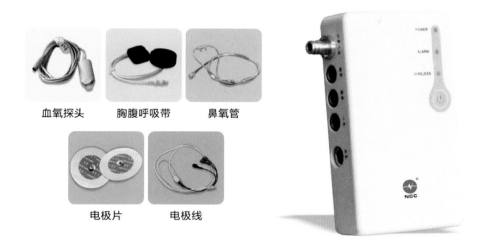

图3-7-2 便携式4导监测设备

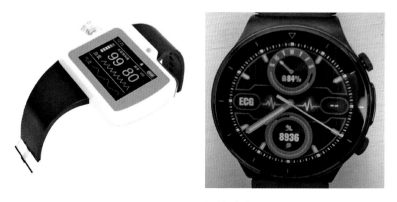

图3-7-3 智能腕表

（2）"云"专家或睡眠呼吸医学中心所需设备

"云"专家或睡眠呼吸医学中心所需设备主要为Ⅰ级和Ⅱ级设备：① Ⅰ级标准多导睡眠监测（Polysomnography，PSG）设备，记录至少脑电图、眼动电图、下颌肌电图、心电图、呼吸气流、呼吸运动（努力）和血氧饱和度等7个指标，还包括睡眠体位（人工或仪器监测），必须有专业人员监测检查过程，必要时进行相应处理，建议同时记录音视频以及腿动情况；② Ⅱ级全指标便携式多导睡眠监测（Portable Polysomnography）设备，至少记录 7 个指标，除用心率监测替代心电图和睡眠体位记录为非必须项外，其余指标均与Ⅰ级设备相同，不要求有专业人员监测检查过程。

7.2.2 元医云

元医云是可以进行自我维护和管理的虚拟计算资源，为大型服务器集群，其中包括计算服务器、存储服务器、宽带资源等。这里的云端特指参与 OSA 诊疗服务云计算的计算机集合。云端是软件和操作系统的中间载体，能解决以往使用软件时需要安装、维护以及对硬件资源有一定要求等影响使用效率的问题，实现真正的、完全的软件绿色化。通过元医云可以进行云计算框架下的海量信息深度挖掘，提取 OSA 临床信息和胸部影像学参数特征，构建该 OSA 数据模型，以及提供基于物联网的 OSA 信息监测交互和在线医疗服务等。为了使 VR、AR、XR 或 MR 技术更好地发挥功能，建议与边缘云和雾计算联合构建三维的不同类型云计算，以解决元宇宙技术运行过程中受到局域网影响的问题，便于进行全时空高效的元医云整合，深度挖掘与协调"5A 引擎"的信息，提高 OSA 同质化诊疗水平（见图 3-7-1）。

7.2.3 "端"引擎

"端"引擎为医生智能手机、PAD 或者笔记本电脑下载应用的"端"软件小程序。我们研发了微信应用程序 OSapp 5A（见图 3-7-4），即辅助 OSA

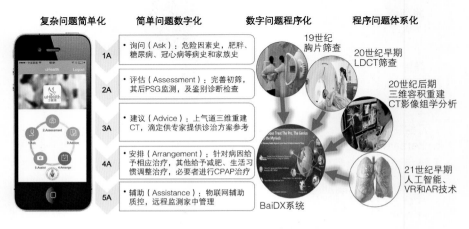

图 3-7-4 OSapp 5A 应用程序

诊治的 5A 法。扫描 OSapp 5A 二维码（向 IAMM 申请，通过审核后获得）后即可注册和获得授权，然后可通过其页面选择键与元医云进行实时在线的交流互动，应用基于元医云平台上运行的小程序辅助 OSA 诊治。OSapp 5A 是我们开发的首个用于 OSA 的全球移动应用程序，除了遵循小程序设计规范外，后端还使用 Java 语言开发、OSS 用作数据存储，上传至云计算后，供其监测数据、分析和深度挖掘，得出辅助 OSA 诊断和治疗的参考意见，最终辅助所有医生简便易行地根据其流程化智能系统辅助 OSA 的诊断和治疗。

7.2.4　元宇宙医学功能

在元宇宙医学中，借助虚拟身份，医生化身可帮助患者了解病情，理解治疗方案（见表 3-7-1）。专家化身可以用丰富的肢体语言辅以三维道具和图文知识，教会基层医生学会 OSA 的一、二级预防，教会患者更好地理解治疗方案，使其更愿意参加"云＋端"互动筛查、诊断和管理，配合治疗，并基于此拓展为简便易行的"云＋端"OSA 诊治新模式。

表 3-7-1　元宇宙特征用于 OSA 诊治的意义

元宇宙特征	赋能 OSA 诊治的意义
身份 （Identity）	人们能以虚拟身份进入虚拟世界，自由地开展 OSA 相关医疗活动。患者虚拟身份便于保护隐私，医生虚拟身份可以进行讲座，开展"云＋端"多元化虚实互动的医疗和大健康服务，可打破医院之间的信息孤岛效应
朋友 （Friends）	元宇宙内置的社交网络便于医患双方通过这一网络在元健康中进行多元化虚实互动的 OSA 医疗和大健康活动，如咨询、看病挂号、接受患者教育、互动和沟通
随地 （Anywhere）	不需要独立空间，也不需要其他软硬件和专业技术人员辅助，不受时间地点限制，仅仅需要一副与云平台互动的 VR/AR 眼镜即可应用"云＋端"系统服务 OSA 医疗和大健康
沉浸感 （Immersive）	应用 VR、AR、XR 技术服务 OSA 患者，可进行沉浸式、虚实融合和虚实互动式医疗实践，增加乐趣和依从性；可进行相关的教育、专业培训和会诊；也可通过 AR 和 XR 教育筛查，进行呼吸机滴定参数和术式设定模拟
便捷 （Low Friction）	各级别医生均以化身参加平台上的病例会诊，提出诊疗和管理意见。由于 OSA 病例化身不涉及隐私，可被用于内部快速穿梭和沉浸式体验及讨论，也有利于赋能陈述性和程序性知识的融会贯通，颠覆性提高医生的培养速度

采用"云＋端"OSA诊治模式也便于联动培养一线医生和基层医生，特别是进行"云＋端"会诊，指导无创机械通气等操作性治疗，赋能程序性知识的融会贯通，助力提高同质化医疗水平。专家通过其化身将颠覆性放大其"元医治未病，大医惠众生"作用（见表3-7-2）。

表3-7-2　元宇宙医学助力提高同质化医疗水平

元宇宙医学特征	赋能 OSA 诊疗三级联动新模式
多样性（Variety）：医生教育	依赖将共识指南融入其中的 OSapp 5A 引擎，使"复杂问简单化，简单问题数字化，数字问题程序化，程序问题体系化"，赋能陈述性和程序性知识的融会贯通，可颠覆性助力诊治 OSA 医生的培养速度
多样性（Variety）：诊断	可联合 AI 技术提高临床研究和诊治水平。借助 OSapp 5A 辅助睡眠呼吸暂停综合征诊断，对于疑难病例，可由元医生召集多学科专家进行"云＋端"会诊
多样性（Variety）：治疗	应用 OSapp 5A 可辅助"端"医生按照共识指南治疗。对于疑难病例，可由元医院召集多学科专家进行"云＋端"会诊后决定治疗方案
多样性（Variety）：康复和教育	应用 VR、AR 技术，康复师可为患者设计个体化康复方案，使其安全出院，并无缝链接其家中的康复训练，如 OSA 呼气末正压机械通气治疗和滴定，提高患者依从性

通过物联网赋能陈述性知识、程序性知识的掌握和融会贯通，可加速培养诊治 OSA 的年轻医生和基层医生的同质化诊疗水平，大幅度提高所有医生的 OSA 同质化诊治效率，也可以用于患者教育（见图3-7-5）。在遇到疑难问题时，"云"专家与"端"医生可以进行交流互动，"端"医生与患者也可进行交流互动，甚至专家、"端"医生与患者可以一同交流互动，便于提高个体化诊疗效率。

7.3 元宇宙医学诊治流程

7.3.1　1A 询问（Ask）

1A 流程（如图3-7-4所示）主要询问的信息包括：（1）详细询问睡眠病史，可先采用表3-7-3嗜睡量表（Epworth Sleepiness Scale，ESS）进行

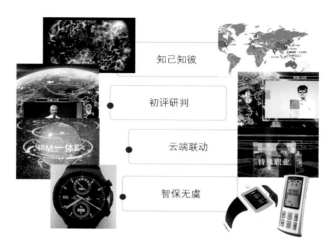

图 3-7-5 十六字解读元宇宙 OSA 诊疗要点

评估；（2）基层医院可采用 STOP-Bang 问卷（见表 3-7-4）对可疑的 OSA 患者进行筛查和分层。STOP-Bang 问卷评分 ≥ 3 分为 OSA（呼吸暂停低通气指数 AHI ≥ 5 次 /h）高危患者，其敏感度为 84.7%，特异度为 52.6%。

表 3-7-3 Epworth 嗜睡量表

在以下情况有无嗜睡发生	从不（0）	很少（1）	有时（2）	经常（3）
坐着阅读时				
看电视时				
在公共场所坐着不动时（如在剧场或开会时）				
长时间坐车中间不休息时（超过 1 小时）				
坐着与人谈话时				
饭后休息时（未饮酒时）				
开车等红绿灯时				
下午静卧休息时				

注：评分 ≥ 9 分考虑存在日间嗜睡情况。

表 3-7-4　STOP-Bang 问卷中文版

问　　题	是（1分）	否（0分）
（1）打鼾：您睡眠鼾声很大吗（比普通说话声音大，或者透过关闭的门可以听到）？		
（2）乏力：您常常觉得疲倦、乏力，或者白天昏昏欲睡？		
（3）目击呼吸暂停：有人看到您睡眠时停止呼吸吗？		
（4）血压：您以前有高血压或者正在接受高血压治疗吗？		
（5）BMI：> 35 kg/m² 吗？		
（6）年龄：> 50 岁吗？		
（7）颈围：> 40 cm 吗？		
（8）性别：是男性吗？		

注：总分 ≥ 3 分为 OSA 高危，< 3 分为 OSA 低危。

7.3.2　2A 测定（Assessment）

目前不建议在无症状的普通人群中进行 OSA 的筛查，但可对不明原因的夜尿增多、白天头痛、易醒／失眠、记忆力减退、注意力和白天警觉性下降、性功能障碍以及有糖尿病、冠心病等患者应进行 OSA 的诊断和评估，可应用简便易行的Ⅲ级和Ⅳ级评估设备筛查。

7.3.3　3A 建议（Advice）

3A 流程是建议进一步行上气道三维重建 CT 检查、Ⅰ级或Ⅱ级监测和转到睡眠呼吸中心请研判专家诊断和鉴别诊断，并提出治疗方案。

7.3.3.1　定性诊断

根据目前通用的诊断标准进行研判。（1）临床出现以下任何一项或以上症状：① 白天嗜睡，醒后精力未恢复，疲劳或失眠；② 因夜间憋气、喘息或窒息而醒；③ 习惯性打鼾，呼吸中断；④ 患有高血压、冠心病、脑卒中、心力衰竭、心房颤动、2 型糖尿病、情绪障碍或认知障碍。（2）PSG或 PM（Ⅰ级～Ⅲ级设备）监测：AHI ≥ 5 次 /h，以阻塞型事件为主。（3）无上述症状，PSG 或 PM 监测：AHI ≥ 15 次 /h，以阻塞型事件为主。

符合条件（1）和（2），或者只符合条件（3）者可以诊断为成人 OSA。

7.3.3.2　病情分度

应当充分考虑临床症状、合并症情况、AHI 及夜间 SpO_2 等实验室指标，根据 AHI 和夜间最低 SpO_2，将 OSA 分为轻、中、重度。其中，以 AHI 作为主要判断标准，夜间最低 SpO_2 作为参考（见表 3-7-5）。

表 3-7-5　成人 OSA 病情分度

程度	呼吸暂停低通气指数（次/h）	最低血氧饱和度（%）
轻度	5～15	85～90
中度	15～30	80～85
重度	＞30	＜80

7.3.4　4A 安排（Arrangement）

4A 流程是由研判专家提出诊治意见，病因诊断明确者给予相应治疗，其他情况则给予控制体重、口腔矫治器、手术治疗，或进行无创气道正压通气治疗。

7.3.4.1　"云+端"治疗与管理模式

鉴于一些 OSA 的病因不清楚，且发病机制复杂，应该基于"生物-社会-心理医学模式"策略，由初评和研判二级医生，甚至多学科医生决定治疗方案。对于需要无创通气治疗的患者，需要给予适当的精神心理辅导，选择合适的面罩和合理的工作模式，做好滴定试验，减少和及时处理不良反应。

7.3.4.2　一般治疗

（1）药物治疗

一方面，尽可能减少服用镇静催眠类药物或肌肉松弛类药物，因其可以加重 OSA；另一方面，要纠正引起 OSA 或使之加重的基础疾病，如应用甲状腺素治疗甲状腺功能减低等。

（2）控制体重

控制体重可以减少肥胖所致上气道软组织增多，也会相应减轻吸气时因上气道产生负压导致的上气道横截内径变小而致使气道闭合的情况发生。此外，控制体重有可能相应降低高血压、糖尿病和冠心病的发生和发展。

7.3.4.3　MDT 讨论治疗方案

对于拟应用口腔矫治器和手术治疗的患者，建议进行 MDT 讨论，以避免过度治疗和恰当治疗并发症。

（1）口腔矫治器

口腔矫治器适用于单纯鼾症，特别是存在下颌后缩的轻中度 OSA 患者，也可适用于不能耐受 CPAP，或手术效果不佳者，或作为 CPAP 治疗的补充或替代治疗措施。但是，口腔矫治器禁用于重度颞下颌关关节炎或功能障碍，严重牙周病，以及严重牙列缺失者。

（2）手术治疗

手术通常不宜作为 OSA 的初始治疗手段，仅适用于手术可解除上气道解剖异常性阻塞的患者，并需要严格掌握适应证。可选用的手术方式包括悬雍垂腭咽成形（UPPP）手术，及其改良术、下颌骨前徙术。这类手术仅适用于上气道和口咽部解剖性阻塞，如咽部黏膜组织肥厚、咽腔狭小、悬雍垂肥大、软腭过低和扁桃体肥大。对于某些非肥胖而口咽部阻塞明显的重度 OSA 患者，可考虑应用 CPAP 治疗 1～2 个月，待夜间呼吸暂停及低氧已得到基本纠正后，施行 UPPP 手术治疗。需要在术前和术中严密监测，术后定期随访。如果手术失败，可考虑 CPAP 治疗。

7.3.4.4　无创气道正压通气治疗

（1）适应证，无创气道正压通气是成人 OSA 患者的首选和初始治疗手段，主要为：① 中、重度 OSA（AHI > 15 次 /h）；② 轻度 OSA（5 次 /h ≤ AHI ≤ 15 次 /h），但症状明显（如白天嗜睡、认知障碍及抑郁等），合并或并发心脑血管疾病和糖尿病等；③ OSA 患者围手术期治疗；④ 经过手术或口腔矫治器等治疗后仍存在明显 OSA 症状；⑤ 合并慢性阻塞性肺疾病，即"重叠综合征"。

（2）禁忌或相对禁忌证，遇到下列情况时，应权衡利弊考虑是否应用：① 胸片或 CT 检查发现肺大泡；② 气胸或纵隔气肿；③ 血压明显降低（血压低于 90/60 mmHg 或休克时）；④ 急性心肌梗死患者血流动力学指标不稳定者；⑤ 脑脊液漏、颅脑外伤或颅内积气；⑥ 急性中耳炎、鼻炎、鼻窦炎感染未控制时；⑦ 青光眼。

（3）呼吸机工作模式选择：① CPAP，首选；② 自动气道正压通气（APAP），适合不耐受 CPAP 患者，对 OSA 严重程度随体位、睡眠分期、饮酒和药物等因素而明显变化者也应考虑 APAP；③ 双水平气道正压通气（BPAP），适用于治疗压力超过 15 cm H_2O（1 cm H_2O = 0.098 kPa），不适应或难接受 CPAP 者，以及合并慢性阻塞性肺疾病或肥胖低通气综合征的患者。

（4）气道正压设定及调整，通过调整呼吸机产生的气道压力（压力滴定）保持气道理想的开放状态，消除睡眠各期及各体位时 OSA 及打鼾所需的最低压力，同时保持睡眠中的 SpO_2 始终在正常水平（> 90%），并易为患者所接受。压力滴定的方法包括人工 CPAP 或 BPAP 滴定、自动滴定和分段诊断滴定。如果需要进行人工滴定和分段诊断滴定，建议转研判专家所在的医院治疗。气道正压通气治疗的疗效表现为：① 睡眠期鼾声、憋气消退，无间歇性缺氧，SpO_2 正常；② 白天嗜睡明显改善或消失，其他伴随症状显著好转或消失；③ 相关并发症如高血压、冠心病、心律失常、糖尿病和脑卒中等得到改善。

（5）治疗效果随访

治疗后 3 个月、6 个月应进行多导睡眠图复查，以了解其疗效。对于不能耐受或效果不佳的患者，应尽快改用疗效更好的治疗方法，如 CPAP 等。

7.3.5 5A 辅助（Assistance）

物联网能够辅助常规培训、质量控制及远程监测家中管理。

常规培训内容包括以下几个方面。

（1）"云 + 端" OSapp 5A 的使用：申请授权和掌握"云 + 端" OSapp 5A 的应用，及其与云计算的链接和解读。

（2）OSA 基础知识培训：主要以本共识为基础，同时可从其他相关共识指南和专著中学习睡眠呼吸医学基础知识、睡眠呼吸疾病及其相关疾病的诊断和治疗原则及技术。

（3）规范化设备操作：基层医生只需掌握Ⅲ～Ⅳ级睡眠呼吸监测设备的正确操作和结果解读。睡眠呼吸中心专家除了需要掌Ⅲ～Ⅳ级睡眠呼吸监测设备的正确操作和解读之外，还需要熟悉脑电、眼动及肌电等各种电极的正确放置和信号的正确采集，判别信号的正常及异常特征，能正确进行睡眠分期，正确区分不同呼吸事件并进行正确的判断及修改。

（4）无创正压呼吸机的规范化操作：对于确诊的 OSA 患者，可以由物联网辅助睡眠呼吸医学分中心的社区／基层医护或技术人员给予无创呼吸机治疗，呼吸机压力及经皮氧饱和度等参数可同步上传至物联网睡眠呼吸医学中心的云服务器。医护或技术人员需要掌握无创正压呼吸机的正确操作，并根据患者病情的个体化差异选择合适的呼吸机工作模式及治疗参数。呼吸机治疗前的宣传教育及给予短期的医院内强化治疗对于提高呼吸机治疗的短期及长期依从性有益，也有益于提高呼吸机压力滴定期间的临床治疗效果。

7.4 患者教育

最近世界卫生组织公布，全球的寿命继续延长，健康状况持续改善。全球预期寿命从 2000 年的 66.8 岁增加到 2019 年的 73.3 岁，健康预期寿命从 2000 年的 58.3 岁增加到 2019 年的 63.7 岁。在中国，2019 年整体预期寿命为 77.4 岁（男性 74.7 岁，女性 80.5 岁），健康预期寿命为 68.5 岁（男性 67.2 岁，女性 70.0 岁），相较于 2016 年数据有所延长，但主要体现在女性寿命的改善上，男性整体预期寿命和健康预期寿命甚至还略有"倒退"，这可能与生活习惯引起的 OSA 等问题有关（见图 3-7-6）。

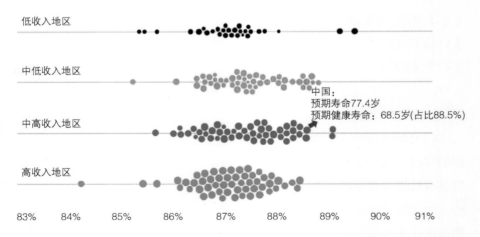

图 3-7-6　相较于 2016 年中国男性整体预期寿命和健康预期寿命略有"倒退"

注：2019 年，全球不同区域的人群一生中健康预期寿命的占比。每个圆点代表一个国家的数据，圆点越大，健康预期寿命越长；圆点越偏右，一生中健康事件占比越高。

　　因此，应该将患者教育作为改善人类寿命和健康状况的重点之一。一级预防可拓展到生活习惯的调整，二级预防为早发现、早诊断和早治疗。为了便于记忆和提高依从性，我们可以将元宇宙OSA诊疗要点总结为"知己知彼、初评研判、云端互动、智保无虞"16个字（见图3-7-5）。

　　（1）知己知彼：对具有OSA危险因素的高危人群和患者进行疾病相关知识的教育。教育重点包括什么是OSA，如何防治，自己有无风险。

　　（2）初评研判：初评为"端"医生（基层医生），采用便捷经济的Ⅲ、Ⅳ级设备监测粗筛，发现可疑患者后再请"云"专家（睡眠呼吸医学中心专家）研究判定和提出诊治方案，之后由"端"医生进行管理，这样有利于达到经济便捷的强基层、广覆盖的目的。

　　（3）云端联动："端"医生和"云"专家联合互动管理患者，包括教育患者一、二级预防。一级预防为针对OSA危险因素预防采取的措施，包括针对有危险因素的打鼾者的戒烟、戒酒、体重管理、睡眠卫生教育等。二级预防为采取粗筛和研判的方法早发现、早诊断、早治疗OSA，防治加重和危及生命。特别是如何识别疾病、了解OSA的主要表现及其对全身各个脏器的影响、各种治疗方法及最佳治疗方法的选择、慎用镇静催眠药物及其他可引起或加重OSA的药物。现已有多种体位治疗设备可供体位睡眠培训，包括颈部振动设备、体位报警器、背部网球法、背心设备、胸式抗仰卧绷带、强制侧卧睡眠装置、侧卧定位器、舒鼾枕等。但是，这些疗效均需要通过物联网技术进一步研究和评估，同时应用元宇宙医学赋能无创机械通气的治疗，包括滴定。

　　（4）智保无虞：元宇宙医学密切随访评估有助于赋能三级预防。对于未治疗的患者，应注意病情变化，特别是夜间鼾声的变化、憋气和白天嗜睡的情况。鼾声时断时续或白天嗜睡加重，通常提示患者病恶化或进展，应及时就诊复查PSG，必要时应采取积极的治疗措施。对于应用无创机械通气治疗的患者，在家庭治疗初期需进行密切的随访。一般要求第一个星期、前三个月时应进行严密的随访，了解患者治疗过程中有何不适，并评估疗效、依从性及耐受性，以便及时处理相关问题。

7.5 质量控制

7.5.1 "云+端"诊疗模式

可采用"云+端"模式的物联网医学技术，由睡眠呼吸医学分中心和基层医院互动诊治 OSA，特别是早期诊疗。具体包括：（1）睡眠呼吸医学分中心负责云计算、核对报告和提供管理意见；（2）基层医院和"端"医生应用便携式监测仪器测定结果后，上传监测数据到睡眠呼吸医学分中心分析，由"云"专家形成诊疗意见，再指导基层医生管理患者；（3）医患互动，形成"睡眠呼吸医学分中心—基层医院—患者"三位一体的互动交流模式，加强对患者的实时随访和长期管理。

7.5.2 三级联动、初评研判二流程

经过初评医生或医务人员辅助就医者应用 OSapp 5A 回答 1A 问题后，即会自动生成 OSA 无异常发现、低危和高危评估结果，供临床医生参考。对于无异常发现者，可以嘱其有改变时复诊，而对于低危和高危者，均可以考虑接受 Ⅲ 级或 Ⅳ 级设备监测，发现可疑者可转送睡眠呼吸医学分中心进行进一步研判管理。

7.5.3 伦理与隐私保护

在物联网睡眠呼吸医学医疗诊疗过程中，针对患者的隐私保护和保护网络数据安全非常重要。医务人员应告知患者在物联网睡眠呼吸医学中心的运行过程中，存在潜在隐私问题和医学信息安全问题，需要获取患者的知情同意。建议积极使用先进的网络安全技术，以加强网络和所有数据安全。平台所有原始数据不能导出，分析结果的输出、下载必须经审核通过后才能导出。

参考文献

[1] 上海市医学会呼吸病学分会睡眠呼吸疾病学组.上海市 30 岁以上人群阻塞性睡眠呼吸暂停低通气综合征流行病学调查［J］.中华结核和呼吸杂

志，2003，26（5）：268-272.

[2] 李善群，白春学．物联网在睡眠呼吸疾病诊治中的应用专家共识［J］．国际呼吸杂志，2013，33（4）：241-244.

[3] 中华医学会，中华医学会杂志社，中华医学会全科医学分会，等．成人阻塞性睡眠呼吸暂停基层诊疗指南（2018年）［J］．中华全科医师杂志，2019，18（1）：21-29.

[4] 中华医学会呼吸病学分会睡眠呼吸障碍学组．家庭无创正压通气临床应用技术专家共识［J］．中华结核和呼吸杂志，2017，40（7）：481-493.

[5] 中华耳鼻咽喉头颈外科杂志编辑委员会咽喉组，中华医学会耳鼻咽喉头颈外科学分会咽喉学组．便携式睡眠监测在阻塞性睡眠呼吸暂停诊疗中的临床应用专家共识（2021）［J］．中华耳鼻咽喉头颈外科杂志，2021，56（12）：1238-1243.

[6] 中华医学会呼吸病学分会睡眠呼吸学组，中华医学会糖尿病学分会．阻塞性睡眠呼吸暂停与糖尿病专家共识［J］．中华糖尿病杂志，2010，2（2）：91-96.

[7] 李南方，孙宁玲，何权瀛，等．阻塞性睡眠呼吸暂停相关性高血压临床诊断和治疗专家共识［J］．中国呼吸与危重监护杂志，2013，12（5）：435-441.

[8] 中国老年医学学会睡眠医学分会．老年睡眠呼吸暂停综合征诊断评估专家共识［J］．中国全科医学，2022，25（11）：1283-1293.

[9] 阻塞性睡眠呼吸暂停低通气综合征诊治指南（基层版）写作组．阻塞性睡眠呼吸暂停低通气综合征诊治指南（基层版）［J］．中华全科医师杂志，2015，14（7）：509-515.

[10] 中国睡眠研究会麻醉与疼痛专业委员会．成人阻塞性睡眠呼吸暂停患者术前筛查与评估专家共识［J］．中华麻醉学杂志，2021，41（12）：1414-1420.

[11] 中华医学会儿科学分会呼吸学组睡眠协作组．无创正压通气治疗儿童阻塞性睡眠呼吸暂停综合征专家共识（草案）［J］．中华实用儿科临床杂志，2016，31（19）：1451-1455.

[12] 中华医学会呼吸分会睡眠呼吸障碍学组，中国医学装备协会呼吸病学装备技术专业委员会睡眠呼吸设备学组．互联网医疗在阻塞性睡眠呼吸暂停临床诊治中的质量控制专家共识［J］．国际呼吸杂志，2022，42（9）：644-650.

[13] 中国物联网辅助评估管理肺结节专家组．物联网辅助评估管理肺结节中国专家共识［J］．国际呼吸杂志，2022，42（1）：5-12.

[14] 物联网在睡眠呼吸疾病诊治中应用专家组．云加端物联网辅助诊治睡眠

呼吸暂停（OSA）专家共识［J］. 复旦学报（医学版），投稿中.

[15] SINGH J, BADR M S, DIEBERT W, et al. American Academy of Sleep Medicine (AASM) position paper for the use of telemedicine for the diagnosis and treatment of sleep disorders: an American Academy of Sleep Medicine Position Paper[J]. Journal of Clinical Sleep Medicine, 2015, 11(10): 1187−1198.

[16] QASEEM A, HOLTY J E C, OWENS D K, et al. Management of obstructive sleep apnea in adults: a clinical practice guideline from the American College of Physicians[J]. Annals of internal medicine, 2013, 159(7): 471−483.

[17] BENJAFIELD A V, AYAS N T, EASTWOOD P R, et al. Estimation of the global prevalence and burden of obstructive sleep apnoea: a literature-based analysis[J]. The Lancet Respiratory Medicine, 2019, 7(8): 687−698.

[18] DALEY M, MORIN C M, LEBLANC M, et al. Insomnia and its relationship to health-care utilization, work absenteeism, productivity and accidents[J]. Sleep medicine, 2009, 10(4): 427−438.

[19] WECHSLER L R, TSAO J W, LEVINE S R, et al. Teleneurology applications: report of the Telemedicine Work Group of the American Academy of Neurology[J]. Neurology, 2013, 80(7): 670−676.

[20] YANG D W, ZHOU J, CHEN R C, et al. Expert consensus on the metaverse in medicine[J]. Clinical eHealth, 2022, 5: 1−9.

[21] CLARK P A. The Metaverse Has Already Arrived. Here's What That Actually Mean[EB/OL]. [2021−11−15]. https://time.com/6116826/what-is-the-metaverse.

第八节 普通感冒诊治新模式

普通感冒（Common Cold）多由病毒感染引起，最常见的病原体是鼻病毒，其他还包括冠状病毒、副流感病毒、呼吸道合胞病毒等。普通感冒俗称"伤风"，又称急性鼻炎或上呼吸道卡他，起病较急，主要表现为鼻部症状，如喷嚏、鼻塞、流清水样鼻涕，也可表现为咳嗽、咽干、咽痒或烧灼感甚至鼻后滴漏感。后三种表现与病毒诱发的炎症介质导致的上呼吸道传入神经高敏状态有关。2～3天后鼻涕变稠，可伴咽痛、头痛、流泪、味觉迟钝、呼吸不畅、声嘶等，有时可由于咽鼓管炎导致听力减退，严重者有发热、轻度畏寒和头痛等症状。体检可见鼻腔黏膜充血、水肿、有分泌物，咽部可为轻度充血，一般5～7天痊愈，伴发并发症者可致病程迁延。由于目前尚无特效抗病毒药物，主要以对症治疗为主，同时戒烟、注意休息、多饮水、保持室内空气流通，防治继发性急性鼻窦炎、中耳炎、气管－支气管炎。只要没有基础病，且可以排除流感和传染病，普通感冒可以自己管理和治疗。但是，老年人、妊娠妇女、儿童和药物过敏史者，以及患有肝肾功能不全、心脑血管疾病、消化道溃疡或出血等基础疾病者，不适合自己管理和治疗，甚至没有相关经验的医生治疗也存在不安全性。为此，需要咨询相关专家，应用下面的物联网或者元宇宙技术辅助自我管理，或者由医生辅助管理，可以起到事半功倍的效果，并保证治疗的安全。

8.1 顶层设计

将物联网辅助感冒诊治共识指南融入 5A 流程中，可将其拓展为使"复杂问题简单化，简单问题数字化，数字问题程序化，程序问题体系化"的"5A 引擎"，再将后者整合到虚实融合和虚实联动的 VR、AR、XR 或 MR 技术中，由元医云结合"云＋端"元宇宙医疗感冒平台（见图 3-8-1）进行整合，深度挖掘与协调"特殊智能辅助感冒诊治 5A 应用程序"（SCapp 5A）的"5A 引擎"的信息，赋能一线医生（含基层医生）和专家（虚实身份）进行虚实互动，助力患者进行自我管理（见图 3-8-1）。基于"云＋端"平台的三级联动特殊感冒管理模式可以有效提升基层医生高水平同质化诊治特殊人群感冒的能力，最终有助于实现强基层、广覆盖的大健康目标（见图 3-8-2）。

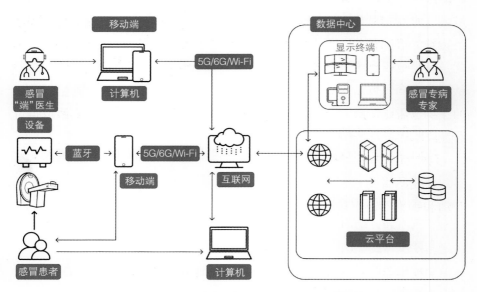

图 3-8-1　"云＋端"元宇宙医疗感冒平台

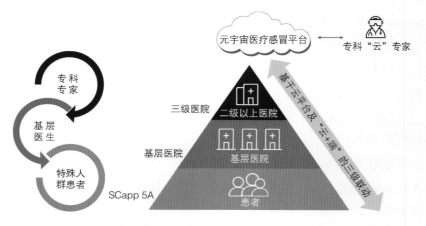

图 3-8-2　基于"云＋端"平台的三级联动特殊感冒管理模式

8.2 元宇宙医学平台

8.2.1　元医务人员及设备

（1）元医务人员

元医务人员是指为元宇宙医疗服务的专家、基层医生和护士。真实世界的医务人员须持有有效的执业证书，虚拟世界化身则须经过行业专家委员会，如 IAMM 和卫生行政部门联合考核认定。原则上，专家应为熟练诊治特殊人群感冒的知名专家（即各个特殊人群相关学科的主任医师），其化身应为被权威部门考核认可的、牵头国内外相关共识指南制定的、长期从事该专病（每年专病门诊不少于 1 000 例次）的专家。基层医生和护士的化身也需要按照类似的要求进行考核，需要等待专家化身的实践取得可行性经验后，再陆续开展。

（2）元宇宙技术设备

根据感冒诊治需要的功能配备，为教学用 VR 眼镜，如果为了虚实互动和手术等，则需要其他类型的 AR、MR 或 XR 人机接口（眼镜）。

8.2.2　元医云

元医云是可以自我维护和管理的虚拟计算资源，为大型服务器集群，其中包括计算服务器、存储服务器、宽带资源等。这里的云端特指参与感冒（含特殊人群感冒）诊疗服务云计算的计算机集合。云端是软件和操作系统的中间载体，能解决以往使用软件时需要安装、维护以及对硬件资源有一定要求等影响使用效率的问题，实现真正的、完全的软件绿色化。通过元医云可以进行云计算框架下的海量信息深度挖掘，提取感冒（含特殊人群感冒）临床信息和胸部影像学参数特征，构建感冒（含特殊人群感冒）数据模型，提供基于物联网的感冒（含特殊人群感冒）信息监测交互和在线医疗服务，以及防控呼吸传染病等。为了使 VR、AR、XR 或 MR 技术更好地发挥功能，建议与边缘云和雾计算联合构建三维的不同类型云计算，以解决元宇宙技术运行过程中受到局域网影响的问题，便于全时空高效地进行元医云整合，深度挖掘与协调"5A 引擎"的信息，提高感冒，尤其是特殊人群感冒的同质化诊疗水平，实现"元医治未病，大医惠众生"的愿景（见图 3-8-1）。

8.2.3 "端"引擎

"端"引擎为医生智能手机、PAD 或者笔记本电脑下载应用的"端"软件小程序。我们研发了微信应用程序 SCapp 5A（见图 3-8-3），即辅助感冒诊治 5A 法。扫描 SCapp 5A 二维码（向 IAMM 申请，通过审核后获得）后即可注册和获得授权，然后可通过其页面选择键与元医云进行实时在线的交流互动，应用基于元医云平台上运行的应用程序可以辅助感冒诊治，尤其是特殊人群感冒的诊治。SCapp 5A 是我们开发的首个用于感冒的全球移动应用程序，除了遵循小程序设计规范外，后端还使用 Java 语言开发、OSS 用作数据存储，上传至云计算后，供其监测数据、分析和深度挖掘，得出辅助诊断和治疗的参考意见，最终辅助所有医生简便易行地根据其流程化智能系统辅助感冒的诊断和治疗。

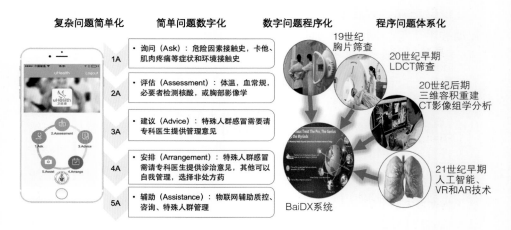

图 3-8-3　SCapp 5A 应用程序

元医云可以辅助患者、基层医生和专家通过端软件形成"云＋端"感冒诊疗模式：（1）患者可以自我管理普通感冒；（2）基层医生诊治特殊感冒；（3）专家指导特殊感冒诊治；（4）辅助实时质量控制，形成社区医师、专家和指挥管理者三级联动的纠正方案，最终保证医疗质量，达到诊疗水平同质化。

8.2.4　元宇宙医学功能

在元宇宙医学中，借助虚拟身份，医生化身可指导患者自我管理普通感冒（见表 3-8-1）。专家化身可用丰富的肢体语言辅以三维道具和图文知识，使患者更好地理解治疗方案，更配合治疗，辅助特殊感冒的"云＋端"互动和管理。SCapp 5A 云平台也可赋能"云＋端"联动培养基层医生，特别是提升他们诊断和治疗特殊人群感冒的同质化医疗水平（见图 3-8-4，表 3-8-2）。若是为特殊人群提供咨询，必要时应建议其去门急诊就医，由专家诊断和鉴别诊断并进行治疗，形成"云＋端"感冒诊疗模式。在该模式下，患者可自我管理，基层医生可助力诊治特殊感冒，专家可通过化身数倍地放大其大医惠众作用。

表 3-8-1　元宇宙特征用于感冒诊治的意义

元宇宙特征	赋能感冒诊治的意义
身份 （Identity）	人们能以虚拟身份进入虚拟世界，自由地开展感冒相关医疗活动。患者虚拟身份便于保护隐私，医生虚拟身份可以进行讲座，开展"云＋端"多元化虚实互动的医疗和大健康服务，可打破药房和医院之间的信息孤岛效应
朋友 （Friends）	元宇宙内置的社交网络便于医患双方通过这一网络在元健康中进行多元化虚实互动的感冒医疗活动，如咨询、看病挂号、接受患者教育、互动和沟通
随地 （Anywhere）	不需要独立空间，也不需要其他软硬件和专业技术人员辅助，不受时间地点限制，仅仅需要一副与云平台互动的 VR/AR 眼镜即可应用"云＋端"系统服务感冒医疗和大健康
沉浸感 （Immersive）	应用 VR、AR、XR 技术服务感冒患者，可进行沉浸式、虚实融合和虚实互动式自我教育和管理，增加乐趣和依从性；可进行相关的教育、专业培训和会诊
便捷 （Low Friction）	各级别医生均能以化身参加平台上的病例会诊，提出诊疗意见和管理。由于感冒病例化身不涉及隐私，可被用于内部快速穿梭和沉浸式体验及讨论，也利于赋能陈述性和程序性知识的融会贯通，可颠覆性提高医生诊治特殊感冒的水平

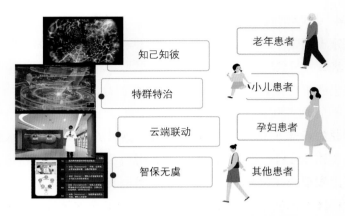

图 3-8-4　元宇宙赋能特殊人群感冒同质化治疗

表 3-8-2　元宇宙医学助力提高同质化医疗水平

元宇宙医学特征	赋能感冒诊疗三级联动新模式
多样性（Variety）：医生教育	依赖将共识指南融入其中的"5A 引擎"技术，可使"复杂问题简单化，简单问题数字化，数字问题程序化，程序问题体系化"，赋能陈述性和程序性知识的融会贯通，可颠覆性赋能诊治特殊感冒医生的培养速度
多样性（Variety）：诊断	可联合 AI 技术提高临床研究和诊治水平，借助 SCapp 5A 辅助感冒诊断。对于特殊人群感冒，可由元医院召集多学科专家进行"云＋端"会诊
多样性（Variety）：治疗	应用 SCapp 5A 辅助基层医生指导患者按照共识指南进行自我管理。对于特殊人群感冒，可由元医院召集相关学科专家进行"云＋端"会诊
多样性（Variety）：康复和教育	应用 VR、AR 技术，通过互动和沉浸式体验辅助特殊人群感冒管理，提高依从性

8.3 元宇宙医学诊治流程

8.3.1　1A 询问（Ask）

患者可以根据页面问题选择"有无"键之一回答：（1）吸烟（有吸烟者：吸烟年数、每日包数；无吸烟者：有无被动吸烟、年数；戒烟者：有无戒烟超过 15 年）；（2）妊娠；（3）消化溃疡；（4）心脑血管病；（5）阿司匹林过敏；（6）肝肾功能不全；（7）慢阻肺；（8）哮喘；（9）发热；

（10）头痛；（11）卡他症状（鼻塞、流涕）；（12）咳嗽；（13）肌肉酸痛；（14）乏力；（15）家庭或周围人群聚集发病史。在1A环节，由基层医生核对和修改后，将会增加下述智能诊断和智能治疗参考意见的精确性。

8.3.2　2A 测定（Assessment）

对怀疑为特殊人群感冒者，由基层医生咨询，并根据需要建议测定：（1）呼吸（次/分钟）；（2）HR（次/分钟）；（3）体温（元医云据此自动生成有无发热）；（4）有无新冠病毒核酸检测阳性；（5）有无流感病毒检测阳性；（6）无创血氧饱和度（$SO_2\%$）；（7）血常规检查（WBC mm^3、中性粒细胞%、淋巴细胞%）；（8）肝功能：谷丙转氨酶和谷草转氨酶（ALT 和 AST）；（9）肾功能（肌酐、尿素氮）；（10）胸片或 CT（提示渗出性炎症影有无边缘模糊，涉及肺叶位置）。

8.3.3　3A 建议（Advice）

8.3.3.1　智能辅助感冒类型分类

根据共识指南的诊断标准和表3-8-3的主要特点，元医云在1A和2A数据输入上传后即可自动生成感冒类型参考意见：（1）普通感冒；（2）流感；（3）怀疑新冠肺炎者会及时提示上报、隔离；（4）元医云也可根据1A上传的信息自动生成特殊人群感冒（见8.3.3.3）。

8.3.3.2　智能辅助诊断普通感冒特点

元医云诊断普通感冒主要根据以下特点：（1）很少发热；（2）无头痛；（3）卡他症状（鼻塞、流涕）明显；（4）很少咳嗽。同时，除特殊人群外，不符合流感和新冠肺炎诊断，元医云会自动生成"普通感冒"诊断意见，供医师核对和修正，同时提示智能治疗参考意见，并提示按照"相关共识指南"管理-自动连接"智能辅助普通感冒治疗"。

8.3.3.3　智能辅助诊断特殊人群感冒

元医云根据输入数据，自动生成回答：（1）老年感冒；（2）小儿感冒；（3）妊娠感冒；（4）消化溃疡伴感冒；（5）心脑血管病伴感冒；（6）阿司匹林过敏伴感冒；（7）肝功能异常伴感冒；（8）肾功能异常伴感冒；（9）慢阻肺伴感冒；（10）哮喘伴感冒。供医师核对和修正（儿童和老年登记时自动生成），同时提示治疗（见智能指导治疗），云提示按照

表 3-8-3 普通感冒、流感和新冠肺炎的鉴别诊断要点

	普通感冒	流行性感冒	新冠肺炎
病原体	鼻病毒或冠状病毒等	流感病毒	2019-nCov
季节性	季节性不明显	有明显季节性	暴发性
主要症状	鼻咽部卡他症状、咳嗽、发热等	以全身症状为主	常见症状：发烧、疲劳、干咳、肌痛以及呼吸困难，少数伴有头痛、头晕、腹痛、腹泻、恶心及呕吐
体征	一般无异常体征出现	颜面潮红、眼球结膜轻度充血、局部淋巴结肿大、肺部可出现粗啰音	肺部早期呈现多发小斑片影及间质改变，进而发展为双肺多发磨玻璃影，严重者出现肺实变
平均病程	7 天	5～10 天	7～14 天，有报道较长潜伏期个例
实验室检查	病毒感染者外周血白细胞数正常或偏低	白细胞正常或偏低，重症淋巴细胞计数明显减少，血清抗流感病毒抗体滴度检测四倍或以上，可诊断为流感	外周血白细胞总数正常或减少，淋巴细胞计数减少；CRP 和血沉升高，降钙素原正常；严重者 D-二聚体升高；可检测出新型冠状病毒核酸

"相关共识指南"管理-自动连接"智能辅助特殊人群感冒治疗"。

8.3.3.4 智能辅助诊断其他可能

元医云根据输入数据回答：（1）高热；（2）有肌肉酸痛；（3）有乏力；（4）有家庭或周围人群聚集发病史；（5）有白细胞减少；（6）有淋巴细胞减少；（7）有影像多叶渗出性炎症影；（8）有 $SO_2 < 93\%$。若患者符合其中之一，元医云即自动生成"其他可能"诊断，供医师核对和修正，进行流感或新冠肺炎鉴别诊断，提示进一步检查，甚至请求会诊，云提示按照"相关共识指南"管理-自动连接"鉴别-流感-新冠肺炎"，按照"相关共识指南"处理。

8.3.4 4A 安排（Arrangement）

8.3.4.1 智能辅助普通感冒治疗

按照"相关共识指南"治疗－自动连接治疗要点和注意事项，可以选择不到医院就诊，通过自行服用非处方类的药物、多喝水、戒烟、规律作息、保持室内空气流通和避免继发性细菌感染来减轻症状。患者自行用药不超过 7 天，若用药一星期后症状仍未消退，应及时就医并进行相关诊疗。

目前，治疗普通感冒以含有对症单药的联合复方制剂居多，如酚麻美敏片、氨酚咖那敏片等复方感冒药物，右美沙芬愈创甘油醚糖浆等镇咳祛痰药物。基于对药物成分的充分了解及临床表现，元医云可以为患者推荐适宜的药物。

（1）减充血剂：常联合镇咳、退热等成分，使肿胀的鼻黏膜和鼻窦血管收缩，以此缓解鼻塞、流鼻涕和打喷嚏等各种感冒症状。其中，盐酸伪麻黄碱、去氧肾上腺素为常用药物。

（2）抗组胺药：具有抗过敏作用，其作用机制主要是对组胺受体进行阻断，避免小血管出现扩张，进一步降低血管的通透性，进而缓解感冒患者打喷嚏、流涕等症状。第一代抗组胺药具有不同强度中枢神经抑制作用和抗胆碱作用，如马来酸氯苯那敏和苯海拉明易穿透血脑屏障，和组胺受体进行结合，产生嗜睡等。其在临床上也能起到抗胆碱的作用，联合右美沙芬使用可以协助镇咳，进而同时达到有效减少分泌物及缓解咳嗽症状的主要治疗目的。氯苯那敏（扑尔敏）不得给予婴儿、哺乳期妇女、癫痫患者及高空作业、机械操作者使用。

（3）中枢性镇咳药：主要为吗啡类生物碱及其衍生物，作用于延髓咳嗽中枢实现镇咳。依赖性镇咳药如可待因，易上瘾，会明显抑制呼吸中枢。非依赖性镇咳药如右美沙芬，其类似于可待因，优先减缓咳嗽症状，但并不具备镇痛、催眠作用，治疗剂量对呼吸中枢无抑制作用，长期使用不会上瘾。

（4）周围性镇咳药：如那可丁、苯丙哌林，通过抑制感受器、传入神经及效应器等咳嗽反射弧，从而实现镇咳。

（5）祛痰药：可分为黏液分泌促进药和黏液溶解药。愈创木酚甘油醚和桃金娘油为常用黏液分泌促进药。溴己新、氨溴索、乙酰半胱氨酸、羧甲司坦等为常用黏液溶解药。愈创木酚甘油醚和溴己新为两种不同作用机制的祛痰药。

（6）解热镇痛药：解热镇痛药可以对前列腺素进行合成抑制，调节体温中枢，扩张周围血管，从而通过出汗等生理反应起到解热作用，通过阻断痛觉神经末梢而起到止痛作用。对乙酰氨基酚、布洛芬为常用药物，存在剂量效应关系，患者应结合说明书建议的相关剂量服用，合理避免药物的不良反应。布洛芬常规剂量下的安全性和耐受性与对乙酰氨基酚类似，但孕妇禁用。

（7）中枢兴奋药：部分感冒类药中加入咖啡因等中枢神经刺激剂，可提高对乙酰氨基酚解热及止痛能力，同时，其作为中枢神经刺激剂，协同中枢腺苷受体（A1 和 A2A）会影响多巴胺信号通路，促进运动冲动与动机。这类药在外周神经所起的促进运动和减缓疲劳作用，是通过交感神经活性和脂肪酸氧化的增强、肌肉痛觉的减轻形成的，可以有效减缓头晕、嗜睡等不良反应。

（8）抗病毒治疗：目前尚无针对普通感冒的特异性抗病毒药物。

（9）抗菌药物治疗：一般不需使用任何抗菌药物，除非病程相对较长，且有白细胞升高等细菌感染证据。

8.3.4.2　智能辅助特殊人群感冒治疗

（1）老年感冒治疗

主要注意事项：抗组胺药物苯海拉明和氯苯那敏均可以用于老年患者，氯苯那敏对老人中枢神经系统影响与氯雷他定、西替利嗪无显著差异。根据药物的药代动力学 / 药效学（PK/PD）研究推测，老年人使用氯苯那敏的合理剂量为每 24 小时 8 mg。

（2）小儿感冒治疗

主要注意事项：① 宜先查明咳嗽、咳痰原因，针对性地选择祛痰药；② 糖浆剂不应用于母乳喂养的婴儿，糖可降低婴儿对母乳兴趣；③ 祛痰药多可致恶心、呕吐，用量不宜过大。

镇咳药的用药建议：① 应少用镇咳药，多痰患儿应禁用；② 少数剧烈咳嗽或伴有胸痛和气胸者，可谨慎应用镇咳药；③ 禁用有成瘾性的中枢镇咳药，如可待因及含可待因的复方制剂；④ 若用镇咳药 3～7 天效果不明显，应作进一步检查以免漏诊、误诊。

鼻减充血剂的用药建议：① 普通感冒或存在鼻塞、流涕时，可用含伪麻黄碱制剂缓解鼻塞，保持呼吸道通畅；② 应慎用局部减充血剂。

解热镇痛药的用药建议：① 诊断不明的小儿应慎重使用；② 选择毒性低、不良反应少、儿童易接受的剂型，不推荐儿童使用针剂；③ 最适于儿童使用的解热镇痛药为对乙酰氨基酚和布洛芬；④ 应避免同时使用多种解热镇痛药。

（3）妊娠感冒治疗

主要注意事项：Meta 分析结果显示，妊娠期感冒造成子代发生任何一种先天性缺陷的风险均有所增加。因此，为保证母婴健康，需安全退热，可对因治疗、物理降温、补水。需要应用退热剂时，对乙酰氨基酚是最安全的用于孕妇的退热药，布洛芬禁用。

（4）消化溃疡特殊人群

主要注意事项：① 不建议使用 NSAID 类及阿司匹林药物，会引起胃肠黏膜刺激和再次出血风险，可考虑对乙酰氨基酚解热镇痛药；② 对乙酰氨基酚是 COX-2 选择性抑制剂，并不抑制 COX-1；③ COX-2 选择性抑制剂具有止痛效果，同时不引起胃肠道刺激；④ 说明书推荐的对乙酰氨基酚剂量不会引起胃刺激、胃糜烂、胃溃疡；⑤ 阿司匹林或 NSAID 类药物有增加消化道出血的风险，对乙酰氨基酚并不会。

（5）心脑血管病特殊人群

主要注意事项：① 这类患者常用阿司匹林作为二级预防药，故建议使用对乙酰氨基酚解热镇痛，而不建议 NSAID 类；② 盐酸伪麻黄碱可有效解除鼻黏膜充血，无明显心血管不良反应；③ 对乙酰氨基酚是骨关节炎伴有高血压、心血管病或糖尿病危险因素者最宜药物；④ 去氧肾上腺素可以通过收缩血管（主要是位于鼻通道的血管）来减轻鼻充血；⑤ 收缩后的血管使进入鼻、咽和窦腔的细胞外液减少，可减轻鼻黏膜炎症，减少黏液分泌。

（6）阿司匹林过敏特殊人群

主要注意事项：① 阿司匹林过敏性发生率较高，需要注意交叉过敏；② 禁用与阿司匹林有交叉过敏的药物，可考虑对乙酰氨基酚；③ 与阿司匹林、非甾体抗炎药相比，对乙酰氨基酚引起哮喘的风险最低。

（7）肝肾功能不全特殊人群

主要注意事项：① 调节对乙酰氨基酚剂量可用于肝功能损伤者；② FDA 推荐的对乙酰氨基酚治疗剂量为 4 g/ 天，该剂量不引起肝功能损伤，但要避免同时饮酒；③ 药代动力学 / 药效学研究显示，推荐剂量的对乙酰氨基酚未引起转氨酶升高；④ 推荐剂量的对乙酰氨基酚不引起肝损伤的原因—对乙酰氨基酚在肝脏代谢途径；⑤ 说明书推荐剂量的对乙酰氨基酚长期性治疗未引起肝功能损伤；⑥ 肝功能不全患者使用对乙酰氨基酚的剂量调整可参考国内外研究。

（8）肾功能不全特殊人群

主要注意事项：① 肾功能不全者选择药物同样参考说明或遵循指南；② 选择肾毒性小的药物；③ 控制用药剂量或酌情减量使用；④ 推荐剂量的对乙酰氨基酚无肾毒性；⑤ 对乙酰氨基酚 4 g/d 对肾小球滤过率和肾血流量的影响与吲哚美辛无显著差异；⑥ 对乙酰氨基酚 4 g/d 对前列腺素排泄的抑制作用低于吲哚美辛。

（9）慢阻肺特殊人群

主要注意事项：① 易合并急性发作、低氧和呼吸衰竭；② 注意合并细菌感染的可能，及时给予经验性抗感染治疗；③ 加强支气管舒张剂（抗胆碱药物 +β2 受体拮抗剂 + 吸入激素）治疗；④ 加强化痰和抗氧化治疗；⑤ 在有低氧时（SO_2 < 93%）即给氧和给予预防呼吸衰竭治疗；⑥ 线上请相关专家会诊，并进行智能指导治疗。

（10）哮喘特殊人群

主要注意事项：① 注意防止阿司匹林哮喘发作；② 易合并急性发作、低氧和呼吸衰竭；③ 注意合并细菌感染的可能，及时给予经验性抗感染治疗；④ 加强 "ICS+LABA" 治疗，必要者给予 "抗胆碱药物 +β2 受体拮抗剂 + 吸入激素" 治疗；⑤ 加强化痰和抗氧化治疗；⑥ 有适应证者给予单抗治疗；⑦ 线上请相关专家会诊，并进行智能指导治疗。

8.3.5　5A 辅助（Assistance）

（1）智能提示防控其他风险患者

对于疑似或诊断为流感、新冠肺炎等患者，可申请与专家线上互动，依据相关指南及规范的管理，及时处理。对于疑似或合并心肌炎、肺炎等并发疾病者，需及时就诊，链接上级医院进行诊疗，或与专家线上互动诊疗。

（2）智能辅助自我防控

注意手部卫生、保持规律作息、改善营养状态、加强锻炼、避免受凉均有助于降低易感性。在感冒流行时期，年老体弱易感者应注意佩戴口罩，避免在人多的公共场所出入。医院应培训临床医师防治呼吸道传染病的必要知识，认真贯彻规范要求，有效落实预防措施，加强对接触性传播、飞沫性传播及空气性传播等多种途径的感染性防控。普通感冒密切接触会有传播的可能，故要相对隔离。

8.4 患者教育

感冒患者的教育可以侧重4个方面：（1）知己知彼；（2）避忌替移；（3）自我管理；（4）智保无虞（见图3-8-5）。

8.4.1 知己知彼

专家可通过其化身教育患者：（1）什么是感冒；（2）感冒可否进行自我管理；（3）特殊人群感冒有什么风险；（4）自己是否为特殊人群；（5）如何选择相应的个体化诊治措施。

8.4.2 避忌替移

专家可通过其化身教育患者如何"避忌替移"，提高感冒防治效率。这属于一级预防，又称初级预防或病因预防，包括：如何发现疑似传染源、如何避免、如何采取替换和移除措施，化被动防控为主动防控，干预

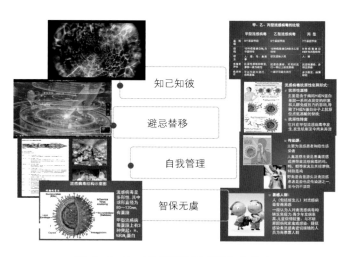

图3-8-5 元宇宙赋能感冒患者教育

潜在风险，起到事半功倍的作用。

8.4.3　自我管理

自我管理即如何应用 SCapp 5A 提高二级预防，特别是提高自我管理的效率，包括早发现和早诊断，以及早治疗的安全性和有效性。应用 SCapp 5A 智能辅助诊疗时，患者端数据会被实时上传并存储于 SCapp 5A 云中，可辅助实时质量控制，形成社区医师、专家和指挥管理者三级联动的纠正方案，最终保证医疗质量。

8.4.4　智保无虞

与以往的医学模式相比，应用 SCapp 智能辅助管理感冒可以达到接近 4P 医学（预防、预测、个体化、参与性）的要求。元医云全时空在线监测病情和指导治疗，依赖其全面感知、定位跟踪、报警联动、指挥调度功能，可对大数据进行深度挖掘和管理，提高管理指挥和统计决策等功能，完善感冒的全天候管理，赋能患者、社区医师与专家联动。大多数患者不需要到医院就诊即能"云联知名专家，端详现代医疗"。

8.5 质量控制

在临床实践中还需要根据国际或者国家标准质量控制，才能达到同质化的高水平诊疗效果。质量控制指标包括流行病学史、特殊人群注意事项、胸片、血常规、评估并发症与流感鉴别诊断。从质量控制角度看，通过与数据库中的共识指南进行比对，智能生成不同类型疾病的提示信息，能够为患有不同基础疾病的特殊人群患者量身定制适合他们的治疗策略，并分享链接给上级医师，由其指导，达到同质化高水平管理。此外，还需要注意流行性感冒和传染性疾病的防控。

SCapp 5A 智能诊疗在辅助质量控制的过程中发挥着重要作用。（1）提高诊治的安全性和有效性：应用 SCapp 5A 智能辅助诊疗时，患者端数据会被实时在线上传并存储于 SCapp 5A 云中，可辅助实时质量控制，形成社区医师、专家和指挥管理者的三级联动的纠正方案，保证医疗质量。（2）提高感冒诊治的同质性：基于共识指南，SCapp 会自动生成提示以辅助社区医师、低年资医师，确保规范采集病史、检查及随访管理质量，还能辅助与所涉及的特殊感冒专家交流互动，达到同质化诊疗水平。
（3）提高"云＋端"诊疗效率：辅助实现患者、社区医师与专家三者的联动，可初步区分可以进行自我管理或需要立刻到医院就诊甚至链接专家指导治疗的特殊人群感冒患者，从而进一步优化医疗资源，全面提高同质化诊疗效率。

参考文献

[1] 特殊人群普通感冒规范用药专家组.特殊人群普通感冒规范用药的专家共识［J］.国际呼吸杂志，2015，35（1）：1-5.

[2] Clinical eHealth 中国普通感冒物联网分级诊疗诊治专家组.普通感冒物联网医学分级诊疗中国专家共识［J］.国际呼吸杂志，2021，41（12）：881-887.

[3] 白春学.实用物联网医学［M］.北京：人民卫生出版社，2014.

[4] 白春学，赵建龙.物联网医学［M］.北京：科学出版社，2016.

[5] 中华医学会，中华医学会杂志社，中华医学会全科医学分会，等.急性上呼吸道感染基层诊疗指南（2018 年）［J］.中华全科医师杂志，2019，18（5）：422-426.

[6] 陆权，安淑华，艾涛，等.中国儿童普通感冒规范诊治专家共识（2013年）［J］.中国实用儿科杂志，2013，28（9）：680-686.

[7] 陈爱欢，陈慧中，陈志敏，等.2009 儿童呼吸安全用药专家共识：感冒和退热用药［J］.中国实用儿科杂志，2009，24（6）：442-446.

[8] Clinical eHealth 中国物联网辅助新冠肺炎诊治专家组.物联网辅助新冠肺炎诊治中国专家共识［J］.复旦学报（医学版），2020，47（2）：151-160.

[9] 上海市呼吸内科临床质控中心.2019 冠状病毒病（COVID-19）流行期间呼吸科门诊质控上海专家共识［J］.复旦学报（医学版），2020，47（2）：143-150.

[10] 罗双红，舒敏，温杨，等.中国 0 至 5 岁儿童病因不明急性发热诊断和处理若干问题循证指南（标准版）［J］.中国循证儿科杂志，2016，11（2）：81-96.

[11] 国家呼吸系统疾病临床医学研究中心，中华医学会儿科学分会呼吸学组，中国医师协会呼吸医师分会儿科呼吸工作委员会，等.解热镇痛药在儿

童发热对症治疗中的合理用药专家共识 [J].中华实用儿科临床杂志, 2020, 35（3）: 161-169.

[12] 于学忠, 陈玉国, 赵晓东, 等.中国成人流行性感冒诊疗规范急诊专家共识 [J].中国急救医学, 2019, 39（10）: 915-928.

[13] 中国政府网.关于印发流行性感冒诊疗方案（2020年版）的通知 [EB/OL]. [2020-10-27]. http://www.gov.cn/zhengce/zhengceku/2020-11/05/content_5557639.htm.

[14] 中国政府网.关于印发新型冠状病毒肺炎诊疗方案（试行第八版 修订版）的通知 [EB/OL]. [2021-04-14]. http: //www.gov.cn/zhengce/zhengceku/2021-04/15/content_5599795.htm.

[15] HEIKKINEN T, JARVINEN A. The common cold[J]. The Lancet, 2003, 361(9351): 51-59.

[16] HARRIS A M, HICKS L A, QASEEM A, et al. Appropriate antibiotic use for acute respiratory tract infection in adults: advice for high-value care from the American College of Physicians and the Centers for Disease Control and Prevention[J]. Annals of internal medicine, 2016, 164(6): 425-434.

[17] SONG Y L, JIANG J J, WANG X, et al. Prospect and application of Internet of Things technology for prevention of SARIs[J]. Clinical eHealth, 2020, 3: 1-4.

[18] BAI L, YANG DW, WANG X, et al. Chinese experts' consensus on the Internet of Things-aided diagnosis and treatment of coronavirus disease 2019 (COVID-19)[J]. Clinical eHealth, 2020, 3: 7-15.

[19] KIM S W, BAE K Y, SHIN H Y, et al. Caffeine counteracts impairments in task-oriented psychomotor performance induced by chlorpheniramine: a double-blind placebo-controlled crossover study[J]. Journal of psychopharmacology, 2013, 27(1): 62-70.

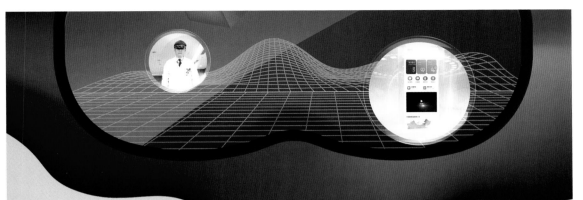

附　录

常用中英文缩写及简要注释

附录 1 常用中文缩写及简要注释

元医院	全称是"元宇宙医院"
元门诊	全称是"元宇宙门诊"
元病房	全称是"元宇宙病房"
元健康	全称是"元宇宙医学大健康"
元专家	全称是"元宇宙医学专家"
"云"专家	全称是元宇宙医学"云"平台专家,为真实世界资深专家
元医生	全称是"元宇宙医生"
"端"医生	全称是元宇宙医学"云"平台线下医生,为真实世界一线医生,或者基层医生
元护士	全称是"元宇宙护士"
"5A 引擎"	引擎是开发程序或系统的核心组件。应用引擎指开发者可迅速建立研发程序所需的功能,或利用其辅助程序的运转。一般而言,引擎是一个程序或一套系统的支持部分。常见的程序引擎有游戏引擎、搜索引擎、杀毒引擎等。"5A 引擎"是我本人开发的医用评估和诊断程序的核心组件,其中含有:1A 询问(Ask);2A 测定(Assessment);3A 建议(Advice);4A 安排(Arrangement);5A 物联网辅助(Assistance with IoT),故简称"5A 引擎"。"5A 引擎"除了起到应用程序的作用外,还便于赋能融合于元宇宙医学的 VR、AR、XR、MR 技术中,如最典型的评估肺结节的 PNapp 5A
"四化程序"	全称指"复杂问题简单化,简单问题数字化,数字问题程序化,程序问题体系化"的物联网数字医疗应用程序。如果"5A 引擎"中含有的数字医疗元素可用于诊疗,如 PNapp 5A 中的 AI 可以评估肺结节中的早期肺癌,即可以称为"四化程序"
BRM 一体机	"BRM 一体机","B"是白春学姓氏首字母,"R"是 RealMax 公司首字母,"M"是医学(Medicine)首字母。之所以叫"一体机"是因为其还包括与元医云互动的边缘云功能,可以进行全息构建、仿真、虚实融合和互动功能,减少传输延迟,并可支持大屏、手机、智能眼镜各种智能终端,用其"云+端"模式开展元宇宙医疗

人机 MDT	指专家与 AI 互动为患者会诊，是本书作者提出的新名词。"人"指专家医生，"机"指计算机，"MDT"的全称是 Multi-Disciplinary Treatment，指多学科会诊。"人机 MDT"是指由多学科资深专家以共同讨论的方式，为患者制定个性化诊疗方案的过程
"云＋端"模式	全称为"云＋端"医疗模式，指应用"云＋端"物联网医学技术，将"云"专家（资深专家）和"端"医生（一线医生，特别是基层医生）融合在一起的新型医疗模式，可以颠覆性提高基层医生的同质化诊疗水平，是落实"强基层、广覆盖"医疗的利器
评判二流程	全称为"初评研判二流程"，指通过"5A 引擎"由一线医生（含基层医生）负责疾病的筛查和初诊，称为"初评"，由资深专家负责线上审核和研究修改诊疗方案，称为"研判"。"评判二流程"将颠覆性提高一线医生的程序性知识的融会贯通水平，提高其同质化诊疗能力，是一种"云＋端"医疗模式的落地方式

附录 2　常用英文缩写及简要注释

英文	中文	定 义 或 含 义
AI	人工智能	全称是"Artificial Intelligence"，为计算机科学的一个分支，是研究、开发用于模拟、延伸和扩展人的智能的理论、方法、技术及应用系统的一门新的技术科学。AI 企图了解智能的实质，并生产一种新的类似人类智能反应方式的智能机器，如机器人、语言识别、图像识别、自然语言处理和专家系统等。目前其理论和技术日益成熟，应用领域也不断扩大，未来人工智能带来的科技产品有望成为人类智慧的"容器"。AI 可对人的意识、思维信息过程进行模拟。AI 不是人的智能，但能像人那样思考，甚至超过人的智能，在元宇宙医学中发挥重要作用
App	应用程序	全称为"Application"，一般指安装在手机上的软件，可以完善原始系统的不足与个性化。随着科技的发展，现在手机功能越来越多，作用越来越强大，远不像过去那么简单死板，而是发展到了可以与电脑媲美，同时又具有可随身携带和全天候的特点
AR	增强现实	全称是"Augmented Reality"，是一种将虚拟信息与真实世界巧妙融合的技术。这一技术广泛应用了多媒体、三维建模、实时跟踪及注册、智能交互、传感等多种技术手段，将计算机生成的文字、图像、三维模型、音乐、视频等虚拟信息模拟仿真后，应用到真实世界中，两种信息互为补充，从而实现对真实世界的"增强"。在医学上，是将虚拟世界拉入现实世界并进行互动的系统
BAN	体域网	全称是"Body Area Network"，也称个人局域网（Personal Area Network，PAN）。BAN 一般指在工作范围 10 米以内的数字设备之间的通信。目前支持无线个人局域网的技术主要包括：蓝牙、ZigBee、超频波段等，设备小到可植入体内监控身体的各个指标，一旦检测到异常就会自动发出警报，也可用于监测患者日常活动，并评估是否达到预先设定的目标。BAN 适用于医学监管或人体生理指标监测，通常包括两个主要部分，（1）内部 BAN：用于身体内部通信。其中，传感器和执行器被连接到一个移动基本元件上，作为数据处理中心。移动基本元件可以是所有的电子设备，如移动电话、车载免提设备或用来连接笔记本电脑到互联网的无线调制解调器。（2）外部 BAN：用于人体与外界沟通，通常是一个远程医疗系统，用于传输收集数据，并进行数据处理和分析

英文	中文	定　义　或　含　义
Cloud Computing	云计算	云计算是一套行之有效的分布式体系结构，一个单独的处理和存储设备就可以分解处理不同的任务，从而提供可扩展的资源。单个任务资源使用计算机或服务器已被替代，现在资源可以被动态地分配给不同的用户，并且使用的虚拟化任务可通过所谓的管理程序介导。这使得被动态分配的资源也称为负载平衡。根据关于系统方法和兼容保健方案的典型要求，面对安全性、机密性、保密性和可信性，可将不同类型的云分为公共云、个人云、混合云和移动云
DICOM	医学数字图像与通信	全称是"Digital Imaging and Communications in Medicine"，即医学数字成像与通信。它是医学图像和相关信息的国际标准（ISO 12052），定义了质量能满足临床需要的可用于数据交换的医学图像格式
CPU	中央处理器	全称为"Central Processing Unit"，是一块超大规模的集成电路，是一台计算机的运算核心和控制核心，其功能主要是解释计算机指令，以及处理计算机软件中的数据
Digital Twins	数字孪生	数字孪生是充分利用物理模型、传感器更新、运行历史等数据，集成多学科、多物理量、多尺度、多概率的仿真过程，在虚拟空间中完成映射，从而反映相对应的实体装备的全生命周期过程。这是一种超越现实的概念，可以被视为一个或多个重要的、彼此依赖的装备系统的数字映射系统。这是一个普适的理论技术体系，可在医学等众多领域中得到应用，有望在元宇宙医学中发挥重要作用
eHealth	智慧医疗	这是最近兴起的专有医疗名词，通过打造健康档案区域医疗信息平台，应用物联网技术，实现患者与医务人员、医疗机构、医疗设备之间的互动，逐步达到信息化。特别适用于分级诊疗、诊断、鉴别诊断、预警和疾病管理
Fog Computing	雾计算	在该模式中数据、处理和应用程序集中在网络边缘的设备中，而不是全部保存在云中，是云计算的延伸。这个因"云"而"雾"的命名源自"雾是更贴近地面的云"这一名句。雾计算和云计算形容得十分形象。云高高在天空飘浮，遥不可及，雾却现实可及，贴近地面，在你我身边。雾计算由性能较弱、更为分散的各类功能计算机组成，可渗入医疗、汽车、电器、街灯及人们物质生活中的各类用品中

英文	中文	定义或含义
GPU	图形处理器	全称为"Graphics Processing Unit",又称显示核心、视觉处理器、显示芯片,是一种专门在个人电脑、工作站、游戏机和一些移动设备(如平板电脑、智能手机等)上做图像和图形相关运算工作的微处理器。GPU 使显卡减少了对 CPU 的依赖,并进行部分由 CPU 做的工作,尤其是在 3D 图形处理时 GPU 所采用的核心技术有硬件 T&L(几何转换和光照处理)、立方环境材质贴图和顶点混合、纹理压缩和凹凸映射贴图、双重纹理四像素 256 位渲染引擎等
HMI	人机接口	全称为"Human Machine Interface",也叫人机界面(又称用户界面或使用者界面),是系统和用户之间进行交互和信息交换的媒介,实现信息内部与人类可以接受形式之间的转换。凡参与人机信息交流的领域都存在人机界面。元宇宙医学中的头戴式 VR、AR、XR、MR 眼镜即是人机接口
IAMM	国际元宇宙医学协会和联盟	全称为"International Association for Metaverse in Medicine"(国际元宇宙医学协会)和"International Alliance for Metaverse in Medicine"(国际元宇宙医学联盟)
Immersion	沉浸感	沉浸感是人对计算机系统创造和显示出来的虚拟环境的感觉和认识,是虚拟现实技术的核心概念之一
IoT	物联网	物联网概念是根据 1999 年美国麻省理工学院凯文·阿什顿(Kevin Ashton)教授提出的"The Internet of things(IoT)"发展而来的,是互联网的延伸和扩展。物联网利用局部网络或互联网等通信技术,把传感器、控制器、机器、人和物等通过新的方式联系到一起,实现了人与物、物与物的相连,同时也实现了信息化、远程控制和智能化管理
Metaverse	元宇宙	元宇宙是利用科技手段进行链接与创造的,与现实世界映射与交互的虚拟世界,是具备新型社会体系的数字生活空间。其本质是对现实世界的虚拟化、数字化展现,需要对内容生产、经济系统、用户体验以及真实世界内容等进行大量改造。其发展是循序渐进的,是在共享基础设施、标准及协议的支持下,由众多工具、平台不断融合、进化而最终成型。元宇宙基于扩展现实技术提供沉浸式体验,基于数字孪生技术生成现实世界的镜像,基于区块链技术搭建经济体系,将虚拟世界与现实世界在经济系统、社交系统、身份系统上进行密切融合,并且允许每个用户进行内容生产和世界编辑

英文	中文	定　义　或　含　义
Metaverse in Medicine	元宇宙医学	元宇宙医学是将虚拟世界拉入现实世界并进行多维互动的混合现实医学网络平台，也可以简单地认为是通过 AR 和 VR 眼镜实践的物联网医学
MIoT	物联网医学	全称为"Medical Interent of Things"，或者"Interent of Things in Medicine"，是指将多种传感器嵌入或装备到医疗行业的设备中，将"物联网"与现有的互联网整合起来，实现医院、患者与医疗设备的整合，然后通过物联网的全面感知、可靠传输和智能处理过程为医学服务。这一技术可应用于医疗、健康管理、老年健康照护等领域，起到"云连知名专家，端享现代医疗"的效果
MR	混合现实	全称为"Mixed Reality"，是一组技术组合，它不仅提供新的观看方法，还提供新的输入方法，而且所有方法相互结合，从而推动创新。MR 是虚拟现实技术的进一步发展，它通过在现实场景中呈现虚拟场景信息，在现实世界、虚拟世界和用户之间搭起一个交互反馈的信息回路，增强用户体验的真实感
NFT	非同质化通证	全称为"Non-Fungible Token"，是用于表示数字资产（包括图片和视频形式）的唯一加密货币令牌，可以进行买卖
PACS	影像归档和通信系统	全称是"Picture Archiving and Communication Systems"，是在各种影像设备间传输数据和组织存储数据的系统。影像归档和通信系统主要是把日常产生的各种医学影像（包括磁共振、CT、超声、各种 X 光机、各种红外仪、显微仪等设备产生的图像）通过各种接口（模拟、DICOM、网络）以数字化的方式保存起来，以便需要时在授权下能够很快地调回使用，可增加一些辅助诊断管理功能
Roblox 八大特征	元宇宙八大要素	Roblox 提出的元宇宙的 8 个特征包括：（1）身份（Identity）；（2）朋友（Friends）；（3）沉浸感（Immersive）；（4）便捷（Low Friction）；（5）多样性（Variety）；（6）随地（Anywhere）；（7）经济（Economy）；（8）文明（Civility）。从参加元宇宙医疗和大健康的格局进行修饰，再应用"5A 引擎"上载到元宇宙医学平台上，能够超值享受其赋能作用
Robot	机器人	Robot 是自动执行工作的机器装置，既可以接受人类指挥，又可以运行预先编排的程序，还可以根据以 AI 技术制定的原则纲领行动。它的任务是协助或取代人类的工作，如手术或有传染危险的抗击新冠肺炎疫情工作

续　表

英文	中文	定 义 或 含 义
Robotic Surgery	机器人手术	机器人手术是集多项现代高科技于一体，为患者进行手术的综合系统，其中包括全面感知、可靠传输和智能处理流程，目前主要用于心脏外科和前列腺切除术。外科医生可以远离手术台操纵机器进行手术，这是一个完全不同于传统手术的概念
Smart Bracelet	智能腕带	智能腕带是一种带有科技含量的功能腕带，有计步器、闹钟、睡眠监测、健康管理、防丢失定位等功能，通过一个戴在手上的手环即能检测到需要的数据。智能腕带一般有显示屏显示数据，有很强的续航能力，通过手机 App 来实时统计观察数据。目前其作为医学应用也存在问题，最主要的是还没达到医疗级标准。但是，由于其简便易行，可以用于某些疾病筛查，发现问题后再去医院用医疗级设备进一步诊断和鉴别诊断
WLAN	无线局域网	全称为"Wireless Local Area Networks"，是相当便利的数据传输系统，它是利用射频（RF）技术，使用电磁波取代旧式碍手碍脚的双绞铜线所构成的局域网络，在空中进行通信连接。无线局域网络能利用简单的存取架构让用户通过它达到"信息随身化，便利走天下"的理想境界
XR	扩展现实	全称为"Extended Reality"，是指通过计算机将真实与虚拟相结合，打造一个可人机交互的虚拟环境，这也是 AR、VR、MR 等多种技术的统称。通过将三者的视觉交互技术相融合，能够为体验者带来虚拟世界与现实世界之间无缝转换的"沉浸感"。扩展现实技术包括 VR 和 AR，可以解决手机解决不了的问题